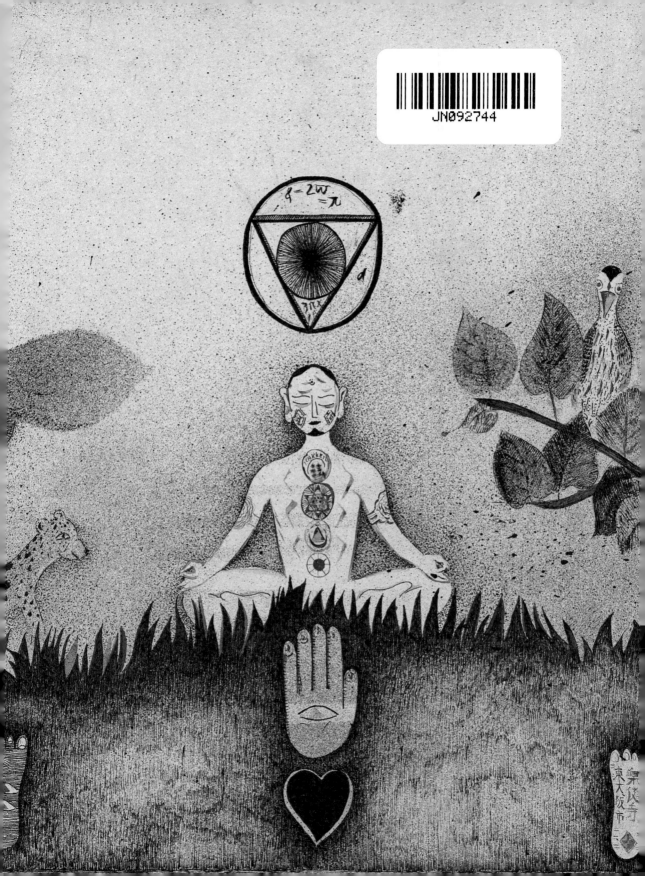

『復刻版・ふたりヨーガ 楽健法』発行にあたって

山内　宥厳

　わたしの伴侶、山内幸子は令和3年8月12日に惜別しました。私が29歳のとき
に出会って結婚したのでした。彼女との出会いは、私の人生の方向を決める天命
だったとしか思えないような、その後の私の人生の方向を導いていく出会いでし
た。

　私は25歳に喘息を発病して、つねに薬を手放せない生活でしたが、彼女がよく
行っていた森英恵のブティックで、顔なじみの客と歓談しながら、私が喘息で
困っていることを話したことがきっかけで、新日本延命学の講座を紹介され、そ
れが楽健法を生み出して世に広める動機となったのでした。楽健法を普及する活
動から輪が広がって、楽健寺の天然酵母パンも作り出すようになったのですがそ
れを生み出す触媒（出会い）の役割を彼女が果たしてくれたのでした。1976年に
丸山博先生とであって、アーユルヴェーダ研究会と、さらに有害食品研究会と二
つの事務局を引き受けることになり、毎月の例会案内のハガキ数百枚を私が謄写
版で印刷したのを、10年間にわたって手書きで宛名書きをこまめにこなしてくれ
ました。1974年春に楽健寺パン工房を創業し、楽健法と天然酵母パンを世に普及
することを目標に二人で頑張ってきました。
　この本は私が高野山で1年近く真言密教の必須の修行をすることになり、留守
を一人で頑張る幸子を応援しようと、ささめやゆきさんが出版してくださったの
です。今回再版にあたり元の出版社が廃業されたので、せせらぎ出版から、復刊
していただくこととなりました。ここまで応援してくださった皆様、幸子ともど
も心から御礼申しあげます。

冠省

　幸子が逝ってしまって空気の色がすっかり変わってしまったような気がする。

　庭にでると必ずといっていいほど幸子のてふてふがすぐそばにやってきて、ぼくの胸に触れたりする。しかし、はなやいだ彼女の声が聞けなくたって、家のなかは空気が入れかわらない。しかし一歩家から出ると、あきらかに意志をを持ってぼくにシグナルを送ってくるので、彼女のたましいは浮遊しててふてふにのっかって存在を示しているとしか思えぬことがたびたび起きる。

　昨日も来客を駅へ見送って帰りはじめたらフロントガラスに黄色いてふてふがとんできて、アクセルを踏もうとしたハンドルの前のガラスの向こう側を下から上へ、まさに合図するかのようにやってきて飛び去っていった。

十月八日「金」

　今日から合宿の前泊のひとが午后からやってくる。ぼくは今朝起きて以来、右胸に差しこむような痛みがあって、背中にまで痛みが伝わってくる。

　いつもの肋間神経痛とも痛み方がちがう。幸子のために処方されていたロキソニンが出てきたので、さきほど一錠服用した。

　いつまでもつやこのいのち。はやくおいでとてふてふがよんでる。

　H.S. シャルマ先生からメッセージ。

　Sympathy for you. Increase your courage my dear!

　シャルマ博士とも思えば永いおつきあいだ。

　アーユルヴェーダ研究会から、日本アーユルヴェーダ学会へと二十年間の事務局担当は、幸子へも大きな負担をかけてきた。おゆきさん、いっぱいいっぱいありがとう。今日もまたてふてふで逢いましょうね。

　　　　　　　　　　　　　　　　　　　　　　　宥厳

ふたりヨーガ 楽健法

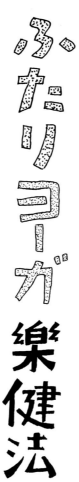

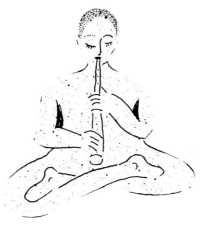

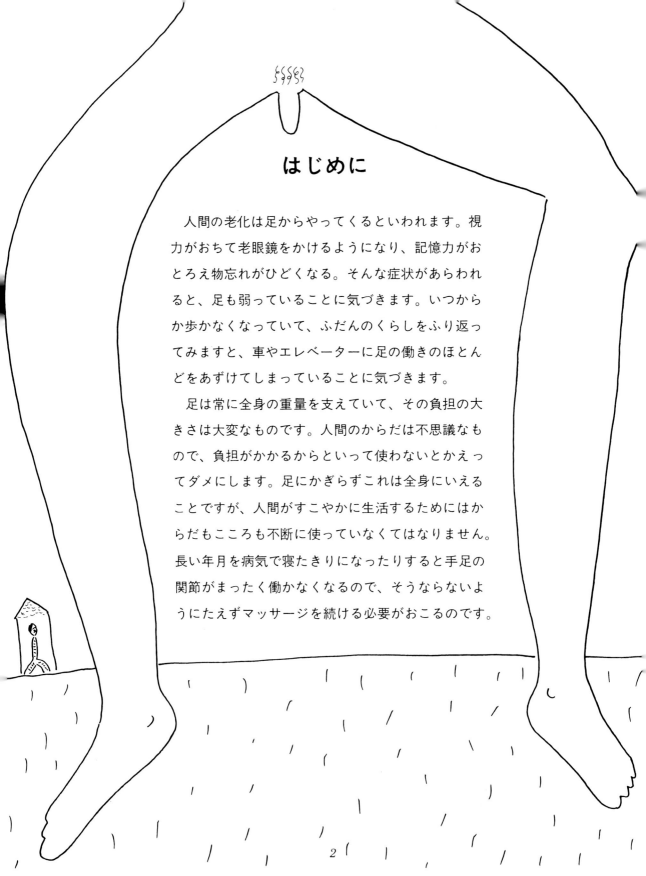

はじめに

　人間の老化は足からやってくるといわれます。視力がおちて老眼鏡をかけるようになり、記憶力がおとろえ物忘れがひどくなる。そんな症状があらわれると、足も弱っていることに気づきます。いつからか歩かなくなっていて、ふだんのくらしをふり返ってみますと、車やエレベーターに足の働きのほとんどをあずけてしまっていることに気づきます。

　足は常に全身の重量を支えていて、その負担の大きさは大変なものです。人間のからだは不思議なもので、負担がかかるからといって使わないとかえってダメにします。足にかぎらずこれは全身にいえることですが、人間がすこやかに生活するためにはからだもこころも不断に使っていなくてはなりません。長い年月を病気で寝たきりになったりすると手足の関節がまったく働かなくなるので、そうならないようにたえずマッサージを続ける必要がおこるのです。

2

ガンジーの歩く健康法

　現代は、人間が労働することをへらす方向が幸せにつながると考えている時代です。昔にくらべて便利になったといえば、歩く距離が少なくてすみ、労働がへってきたことを意味しています。

　そうして現代人は知らず知らずのうちに運動量、すなわち足で歩き、走るということが少なくなっているのです。そしてちょっと歩くとすぐ疲れるようになりますます歩かないですむような工夫をしがちです。

　ほんの30分も歩けばたちまちへたばってしまうので、通勤や通学に自宅がせっかく駅からほどよい距離にあってもバスや自転車を利用します。

　これでは悪循環がおこるのはあたりまえです。歩くことは健康の第一条件です。

　インドのガンジーが生涯続けた唯一の健康法は、歩くことでした。やや早足で歩くと、肺の呼吸が活発になり、新鮮な空気が吸い込まれ、血液の循環がよくなります。血液が全身くまなく流れると、気が充実してきて、精神までが安定してくるものです。ヒンズー教の行者や回教徒の托鉢僧が強健であったのは、インド中くまなく徒歩で移動したからなのです。

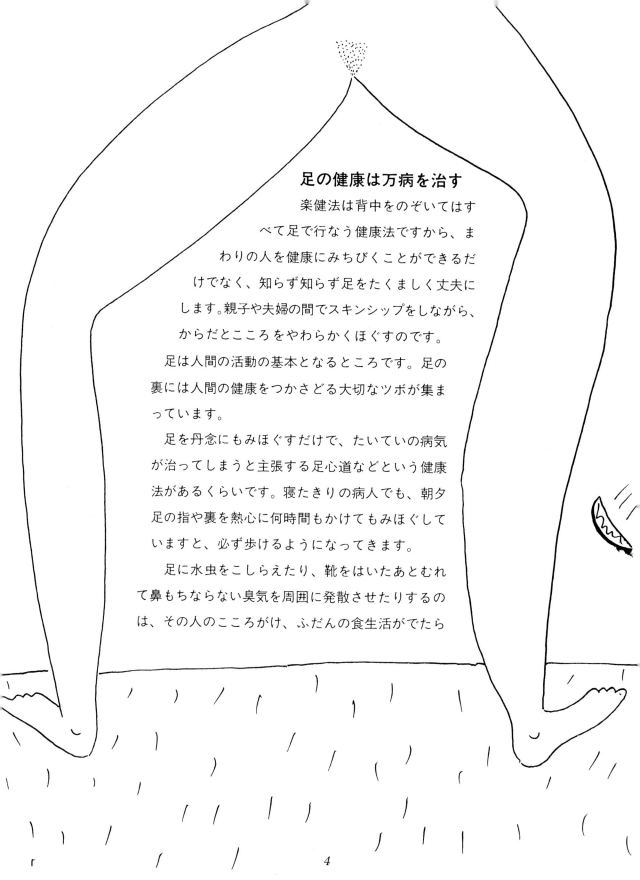

足の健康は万病を治す

　　　　楽健法は背中をのぞいてはす
べて足で行なう健康法ですから、ま
わりの人を健康にみちびくことができるだ
けでなく、知らず知らず足をたくましく丈夫に
します。親子や夫婦の間でスキンシップをしながら、
からだとこころをやわらかくほぐすのです。
　　足は人間の活動の基本となるところです。足の
裏には人間の健康をつかさどる大切なツボが集ま
っています。
　　足を丹念にもみほぐすだけで、たいていの病気
が治ってしまうと主張する足心道などという健康
法があるくらいです。寝たきりの病人でも、朝夕
足の指や裏を熱心に何時間もかけてもみほぐして
いますと、必ず歩けるようになってきます。
　　足に水虫をこしらえたり、靴をはいたあとむれ
て鼻もちならない臭気を周囲に発散させたりするの
は、その人のこころがけ、ふだんの食生活がでたら

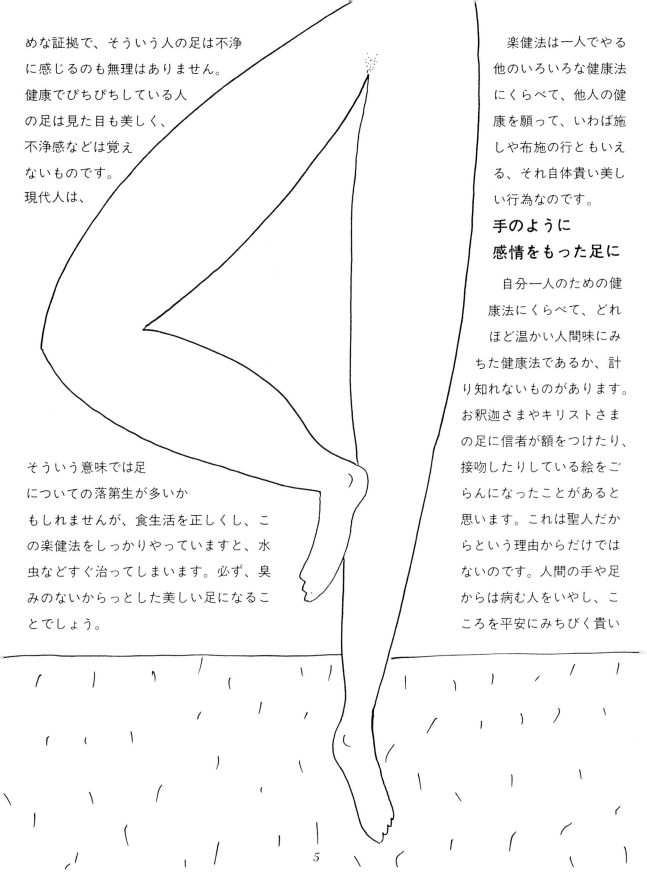

めな証拠で、そういう人の足は不浄
に感じるのも無理はありません。
健康でぴちぴちしている人
の足は見た目も美しく、
不浄感などは覚え
ないものです。
現代人は、

そういう意味では足
についての落第生が多いか
もしれませんが、食生活を正しくし、こ
の楽健法をしっかりやっていますと、水
虫などすぐ治ってしまいます。必ず、臭
みのないからっとした美しい足になるこ
とでしょう。

楽健法は一人でやる
他のいろいろな健康法
にくらべて、他人の健
康を願って、いわば施
しや布施の行ともいえ
る、それ自体貴い美し
い行為なのです。

手のように
感情をもった足に

自分一人のための健
康法にくらべて、どれ
ほど温かい人間味にみ
ちた健康法であるか、計
り知れないものがあります。
お釈迦さまやキリストさま
の足に信者が額をつけたり、
接吻したりしている絵をご
らんになったことがあると
思います。これは聖人だか
らという理由からだけでは
ないのです。人間の手や足
からは病む人をいやし、こ
ころを平安にみちびく貴い

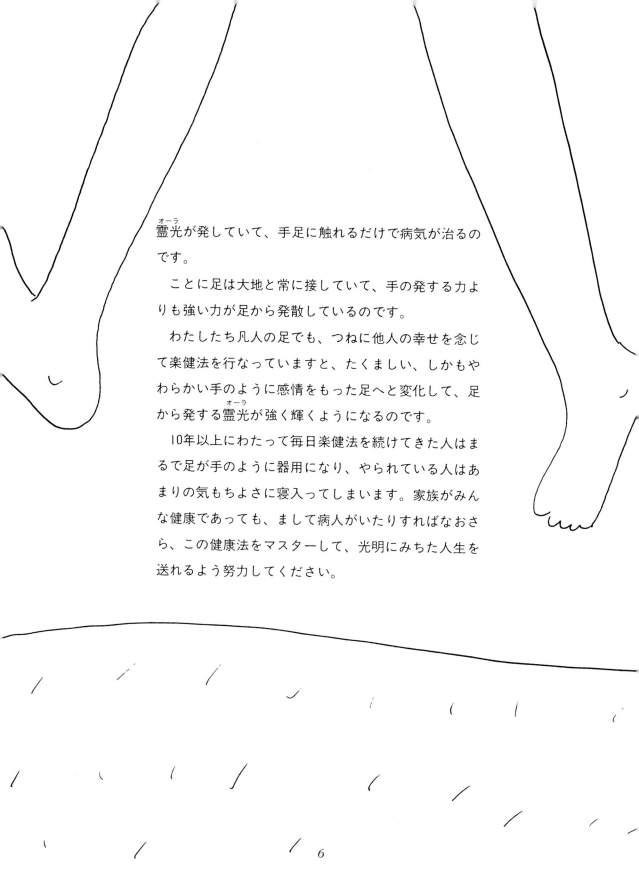

霊光（オーラ）が発していて、手足に触れるだけで病気が治るのです。

　ことに足は大地と常に接していて、手の発する力よりも強い力が足から発散しているのです。

　わたしたち凡人の足でも、つねに他人の幸せを念じて楽健法を行なっていますと、たくましい、しかもやわらかい手のように感情をもった足へと変化して、足から発する霊光（オーラ）が強く輝くようになるのです。

　10年以上にわたって毎日楽健法を続けてきた人はまるで足が手のように器用になり、やられている人はあまりの気もちよさに寝入ってしまいます。家族がみんな健康であっても、まして病人がいたりすればなおさら、この健康法をマスターして、光明にみちた人生を送れるよう努力してください。

第一章

樂健法の原理

管 の 役 割 の 重 要 性

　人間のいのちは循環によって成り立ち、支えられています。循環をするもの、血液、体液、空気、食物、すべて人間の生存の根源となるものは管によって運ばれています。いわば、人間のからだは管の集積であり、頭から手足の先まで無数の管がはりめぐらされています。

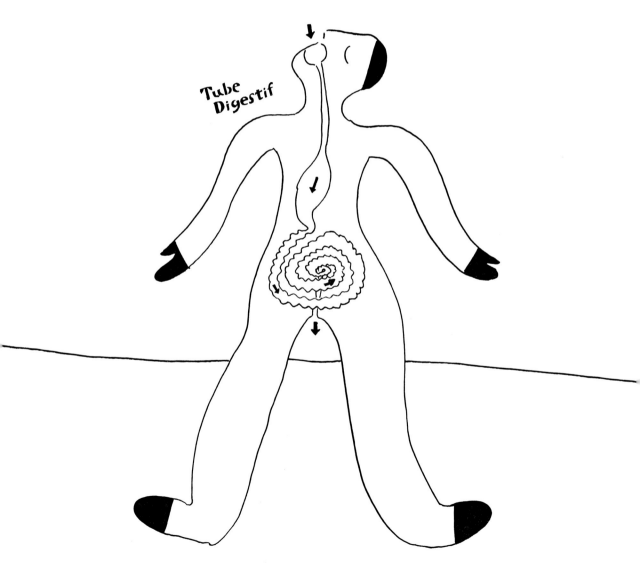

病気をするというのは、たい
ていこの管の故障によります。
脳の中で血管が破裂すると一巻
のおわりになり、お腹に癌がで
きるのは癌細胞を処理するため
の血液が十分にゆきわたらなく
なった状態なのです。

　病気をすると、その
患部は冷たく感じます。
その部分の血液の流れ
が不足している証拠で
す。管がすべて順調に
働いていれば、決して

病気などおこりません。

　「管理する」という言葉があり
ますが、管とはくだ、理とは正
すとかおさめるという意味です。
管を正しくおさめておけば順調
だというわけです。

　注意深く観察すると、多くの
医学は管の正常化に力
を入れようとしている
ことがわかります。管
が正常に活動してこそ、
初めて自然治癒力も働
きだします。

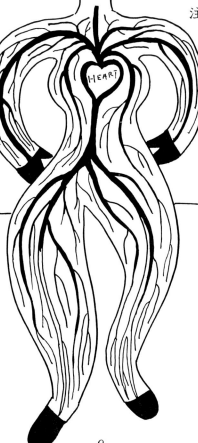

筋肉をほぐすと心もなごむ

　からだの中の管は筋肉とともに全身をめぐっています。出血したときに筋肉をかたくし ばると止血するように、筋肉のかたさは管の通り具合のよし悪しと深い関係にあります。 ときには管をしめつける悪いヒモの役目となる筋肉は、いつも一定のかたさではありませ ん。気温によっても左右されますし、朝と夜でもちがってきます。

　寒いときは筋肉はかたくしまり、血液の流れも圧迫されて少なくなり、寒さを余計に感 じることになります。こんなとき運動するとからだが温まるのは、筋肉をゆるめて血液を 全身に送るからです。反対にじっとしているとかたくなるのが筋肉の特性です。

　筋肉がかたくなると不思議なことにこころもかたくなり、ガンコになります。血のめぐ りが悪くなるのですから当然かもしれませんが、老人にその傾向が見られるのは哀しいこ とです。老人でもこころのやわらかな人は、案外からだもやわらかいものです。齢をとっ たからといっても、必ずしも筋肉はかたくなるものではありません。よく活動し、よく勉

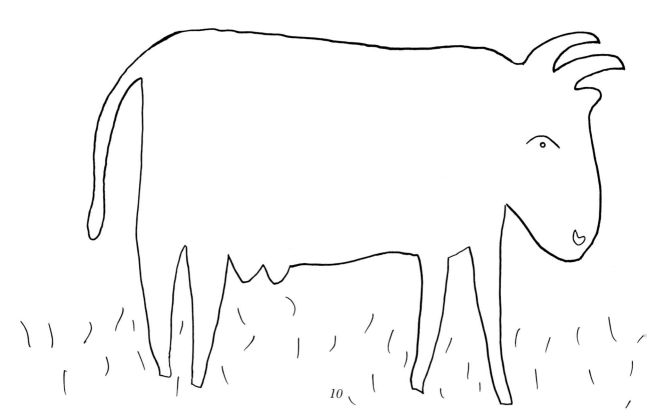

強し、初心を失っていない人たちは、老人と呼ぶのが失礼に思えるほどです。

　生涯おこたりなく努力し、青年のこころをもち続ければ、きっと素晴らしい人間になれるでしょう。では、どうやって筋肉をほぐすのか、その方法を述べてみましょう。

　①筋肉は食物によってもかたくなったり、やわらかくなったりします。肉食が多いとかたくしまった筋肉になり、ほとんど柔軟さを失います。いま、十代二十代の人に筋肉がかたい人が多くいます。ことに、運動をよくして肉を多く食べる人に、その傾向がみえます。こういう人は調子のよいときはずいぶんがんばれますが、一度故障をおこすと、このかたくなった筋肉はほぐしようがなく、なかなか治せません。楽健法で踏んでも丸太ン棒にさわっているようでもあります。

　こうした人でも肉食を菜食に切りかえると、次第にやわらかくなってきます。牛や馬など草食だけで、あれほど柔軟な筋肉をつくっていることを考えてみてください。しかし、子どものときから何十年もかけて育ててきたからだを食事だけでやわらかくするのは容易ではありません。

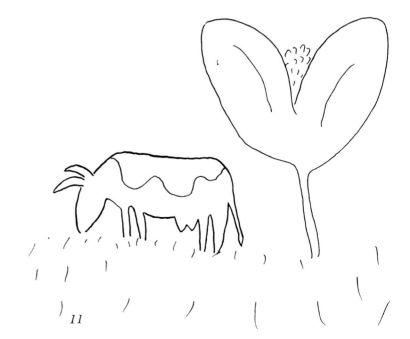

②もうひとつは、体操によって筋肉をやわらかくする方法です。体操といっても過激なものではなく、ヨーガのようにゆっくりとからだを動かすものです。からだを自分で動かすだけで、筋肉のかたさをほんとうにほぐすには大変な努力と根気が必要です。中国の太極拳や体操で病気を治療するという練功なども健康管理という面ではすぐれていますが、ヨーガと同様に筋肉を根源からやわらかくするには時間がかかるでしょう。

楽健法とは筋肉をほぐすこと

　楽健法はベテランが一度か二度やるだけで、ヨーガを１年やって到達しうる筋肉のやわらかさにできます。人間のからだには筋肉をかたくさせているネックがあり、その部分をやわらかくしないかぎり、ほんとうのやわらかい筋肉はできないのです。

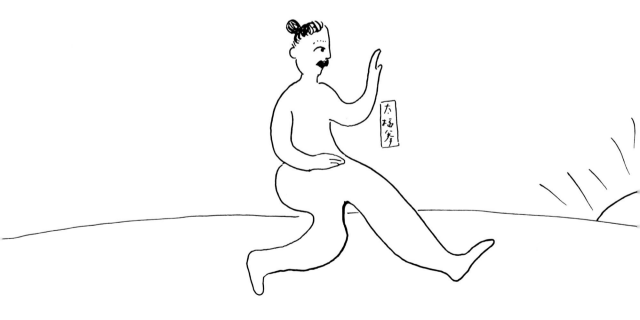

世の中には多くの健康法や体操がありますが、筋肉をかたくさせている真の原因となっている場所をつきとめられるものはめったにありません。

　毎日くり返して行なうヨーガのような体操は、バキューム現象といって、からだの末端の血液やリンパ液の流れをよくして、障害となっている部分の堰をはずそうというやり方です。これ自体は自然の理にかなった方法で、少しずつほぐしてはゆきますが、ネックに直接触れるわけではないので、現代人にとっては時間がかかりすぎます。

　楽健法はその筋肉をかたくしているネックに直接触れるやり方ですから、効果が早いのは当然です。

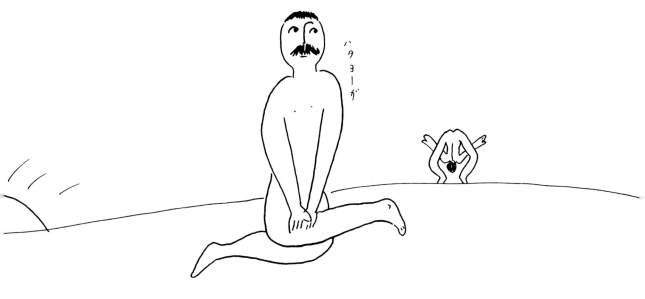

ハタヨーガ

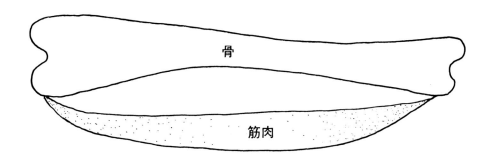

筋肉はそれぞれ一定の長さをもち、両端は関節のあたりの骨につながっています。この骨につながっている腱_{けん}のところで、筋肉が肥大していることが多いのです。その原因は、運動不足や肉体の老化です。

ことに足の付け根とお尻には集中していて、人によっては握りこぶしほどにも肥大化します。そうなると血管やリンパ管を圧迫して、体液の流れを劣化させます。また、ちぢんだ筋肉はからだをゆがめるほど強力なものになります。楽健法では、このかたくなったかたまりをほぐして筋肉をもとの長さにもどし、圧迫されていた血管などの管の流れを正常にもどすことを基本としています。

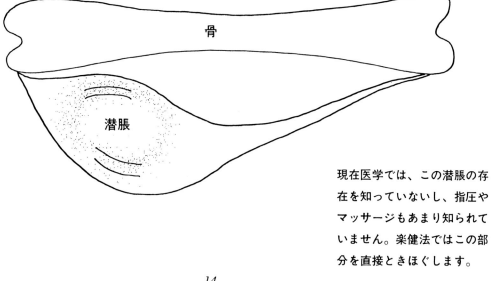

現在医学では、この潜脹の存在を知っていないし、指圧やマッサージもあまり知られていません。楽健法ではこの部分を直接ときほぐします。

ヨーガなどをやってからだがやわらかくなる理由は、時間をかけて筋肉全体をくり返し曲げたりのばしたりしているうちに、この潜脹した部分が自然にゆるんでくるからです。楽健法では、この知らぬ間にゆるむ筋肉を、意識的にほぐしていこうというものですから効果が早いのです。

　筋肉がゆるむと背骨のずれも勝手に治ってきます。最近の子どもたちに多くなっているといわれる側彎症は、左右の背骨にかたさの差ができて、ちぢみ方の大きいほうの筋肉がひっぱって曲げているだけのことです。これをゆるめると簡単に治るものですから、大さわぎするほどの症状ではありません。

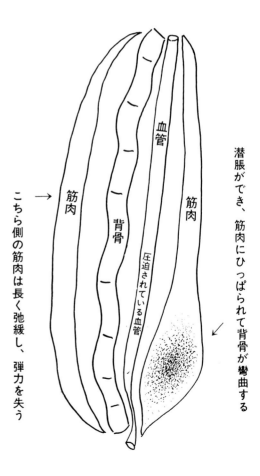

血管

筋肉

背骨

圧迫されている血管

筋肉

潜脹ができ、筋肉にひっぱられて背骨が彎曲する

こちら側の筋肉は長く弛緩し、弾力を失う

健康を左右する足の付け根

　血圧が高くなるのは、ほとんど左右の足の付け根の筋肉の潜脹によって、足にまわる血液が少なくなり、その分、上半身の血液がふえてくるのが原因です。血圧は常に腕で計られていますが、足の血圧を計り、楽健法を行なうとその変化がわかります。

　筋肉がゆるむと、瞬間的にからだに変化がおこります。足の付け根は人間の健康を左右する鍵をにぎっていて、どんな病気であれ、この部分の潜脹の大小、筋肉のかたさによって症状が重かったり軽かったりしています。

　羝羊から始まる各ポイントには、必ずといってよいほど潜脹がかくれています。ときには腹部にも腹筋にそっていくつもかくれています。慣れてくると、潜脹は足で触れるだけでわかるようになってきますが、人によっては筋肉がかたすぎて、何度もやらなくては潜脹に触れることができない人も多いのです。筋肉のかたい人でも、何度かくり返しやっていると、ある時点から急にやわらかくなって、深いところのぐりぐりした潜脹を感じるようになるものです。

足の付け根の潜脹が
堰の役目をして血管
が圧迫されている。
そのために上半身に
血液が多くなり血圧
が上がる。

16

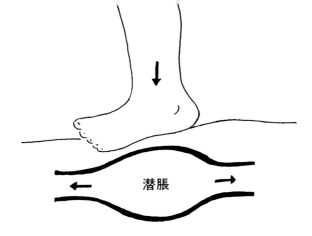

潜脹

　体内の奥深くひそむ筋肉の潜脹、これ自体は病気でも何でもありません。ただ、筋肉を硬化させ、管を圧迫し、血圧を左右し、体内の血液の働きを劣化させて、いろいろな病気をこしらえている犯人なのです。

　こういってしまうと、実に簡単明瞭すぎるようですが、この考えにのっとって病人を治療していくと、ほとんど考えた通りの結果が得られます。管の通りがよくなると血液は実に偉大な力を発揮して、病気のいろいろな症状を短期間で治してしまいます。

　しかし、食物の偏りで極度に血液を不浄にしている人は、血液を浄化するための食物を多く摂る必要があります。血液も食事を正しくしてきれいになってくると、筋肉をやわらかくさせる力をもっています。癌細胞も浄化力の強い血液が活発に循環するようになればたちまち消えてゆくのです。癌の特効薬を目の色をかえて研究していますが、薬品は血液を浄化する薬であるべきで、血液が酸性化するような薬ではどんな病気でも治すことはできません。

楽健法は〝全体をゆったり〟が基本

　肩こりや疲労のとれないからだの人には、この楽健法をおすすめします。しかし、どの療法にもいえることですが、楽健法もやはり性急にならず、効をあせらず、気もちをのんびりもつことが大切です。一度に早くよくしようとして強く圧したり、時間をかけすぎるのは禁物です。いっぺんに力を入れると痛がって、せっかくの楽健法を拒否されることになり、時間をかけすぎると潜脹がゆるみすぎて、血圧が急に下がって、翌日ぐったりしてしんどくなります。初めはゆっくり何日もかけるつもりで急所をゆるめることだけを目標にします。慣れてきましたら、強く踏むようにして時間をかけてください。踏まれている人は、さながら極楽に漂うような心地よさを体験するはずです。

　この楽健法は全身を調和させることが本来のねらいですので、できるかぎり全体をやることをこころがけていただきたいのですが、時間のないときは「羝羊」を丹念に踏んでください。

合掌。

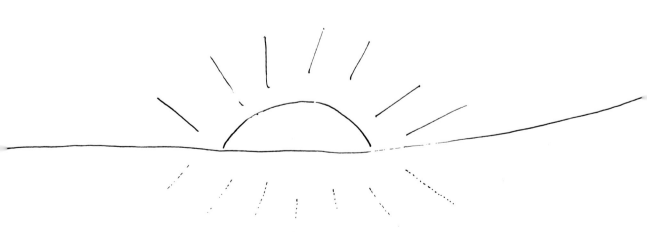

第二章

楽健法の実技

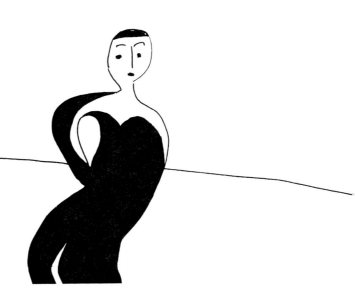

楽健法の急所

楽健法のポイント（急所）は十ヵ所あります。各ポイントは弘法大師が著した十住心論（異生羝羊心から秘密荘厳心まで）の人間の魂の進歩の十段階を順にあてはめてあります。十住心論が人と宇宙の調和を説いているように、楽健法も心身のバランスを求めていますので、その言葉の含蓄と治療部位の密接な暗号は不思議なほど一致します。

羝羊（ていよう）

ストレイシープ（迷える小羊）の意味で、人間のすべての出発点である。迷いの裡に生きて向上心が目ざめる。

魂の向上への原点、原罪であり、すべてここから始まる。

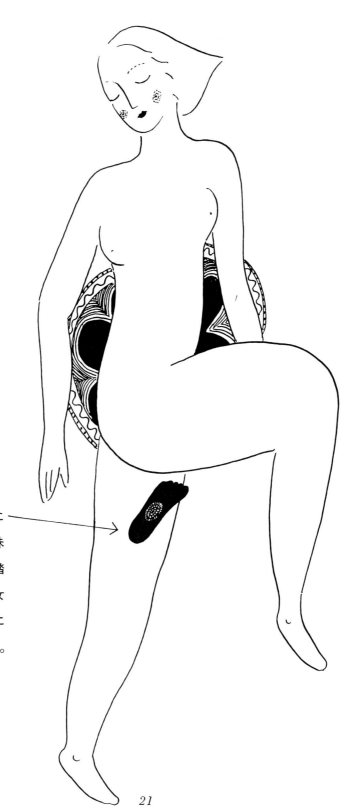

愚童
<ruby>愚<rt>ぐ</rt>童<rt>どう</rt></ruby>

人間は目ざめかける段階に
おいて、自己の存在の意味
に気づき始める。ここを踏
むと腎の働きを助ける。女
性にあっては生理を順調に
する。向上の具体的第一歩。

天の部

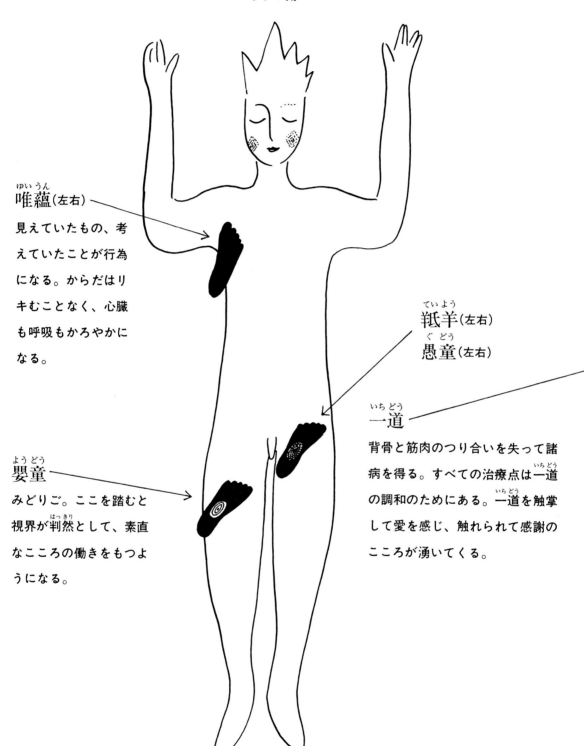

唯蘊（左右）
<ruby>唯蘊<rt>ゆいうん</rt></ruby>
見えていたもの、考
えていたことが行為
になる。からだはリ
キむことなく、心臓
も呼吸もかろやかに
なる。

羝羊（左右）
<ruby>羝羊<rt>ていよう</rt></ruby>
愚童（左右）
<ruby>愚童<rt>ぐどう</rt></ruby>

嬰童
<ruby>嬰童<rt>ようどう</rt></ruby>
みどりご。ここを踏むと
視界が判然として、素直
なこころの働きをもつよ
うになる。

一道
<ruby>一道<rt>いちどう</rt></ruby>
背骨と筋肉のつり合いを失って諸
病を得る。すべての治療点は一道
の調和のためにある。一道を触掌
して愛を感じ、触れられて感謝の
こころが湧いてくる。

22

地の部

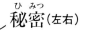

極無（左右）

からだのかたい人ほど極無はきつく感じられる。そういう人には掌圧する。極無がゆるんでくるとこころがひろくなり、呼吸も軽くなる。

秘密（左右）

秘密とは如来の知恵。楽健法もここで仕上がり、からだの中に何かがおき始めている。

荘厳

かざりたてることではなく、身もこころもきれいにすること。まわりもよく清掃すること。最後に背中を大きくさすって邪気をはらい、清浄であれと念じる。ともに深い感謝のこころが生まれる。

抜業②（左右）

姿勢の悪いへっぴり腰では何ごとも満足にできない。抜業全体を外側から十分に踏み、最後に骨板の上部と背筋を呼吸に合わせ深くゆっくり圧す。

抜業①（左右）

修業も板につき、業をきることも可能になる。骨盤の中にひそむ潜脹がゆるんで初めて体質改善が可能になる。

大乗（左右）

大乗にいたって佳境に入ってくる。舟をこぐようにゆっくり大きくローリングをやって腰が決まる。

覚心

踵は反対側の頭脳である。足は実践しかない脳髄である。覚心を踏むことで治療気は全身をかけめぐる。

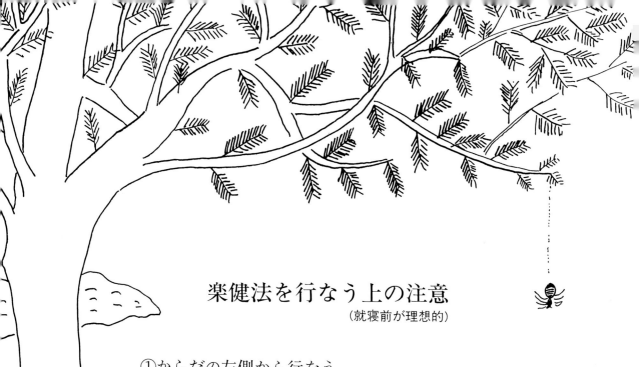

楽健法を行なう上の注意
（就寝前が理想的）

①からだの左側から行なう

②踏む人は相手の表情や全身の反応を見ながら
　注意深く行なう

③踏まれる人は全身をリラックスさせる

④急激に力を入れずやわらかく悠然と始める

⑤入浴や食事の直後には行なわない

⑥寒い季節には部屋を温めて行なう

⑦終了後は数分間安静に

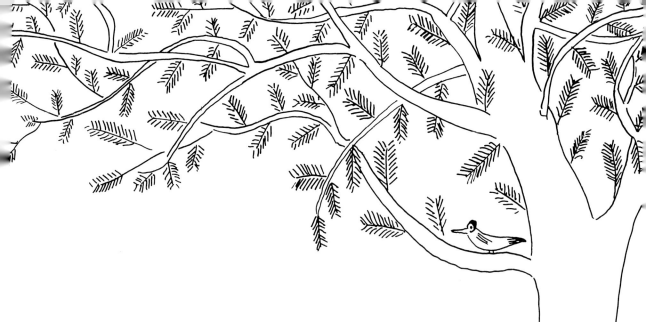

⑧短時間で効果をあげようとしないで毎日続けることが大切

⑨時間は30分ないし40分位かけ、1ヵ所を30回踏む

⑩疲れているときでも、せめて付け根だけは欠かさず踏むように

⑪低血圧、高血圧、心臓の悪い人は特に注意事項を守るように

⑫初めが肝腎で痛くないようにソフトに行なう。初めての人を痛い目にあわせるとせっかくのの楽健法をやらなくなる

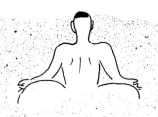

楽健法のやり方
How to do it?

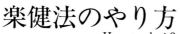

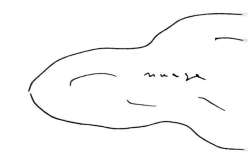

　楽健法は足を使いますから、指圧やマッサージなどにくらべて、やってあげる人も疲労せず効果も大きく、その上女性や子どもにも容易にできます。

圧し方のコツ

　足は手にくらべると思うように動かないものです。ですから圧すときは細心の注意が必要です。軽く圧したつもりでも案外強い力が加わっていたり、慣れないうちはからだのバランスもうまくとれません。しかし慣れるにしたがい、最小の努力で最大の効果を得ることができるようになります。

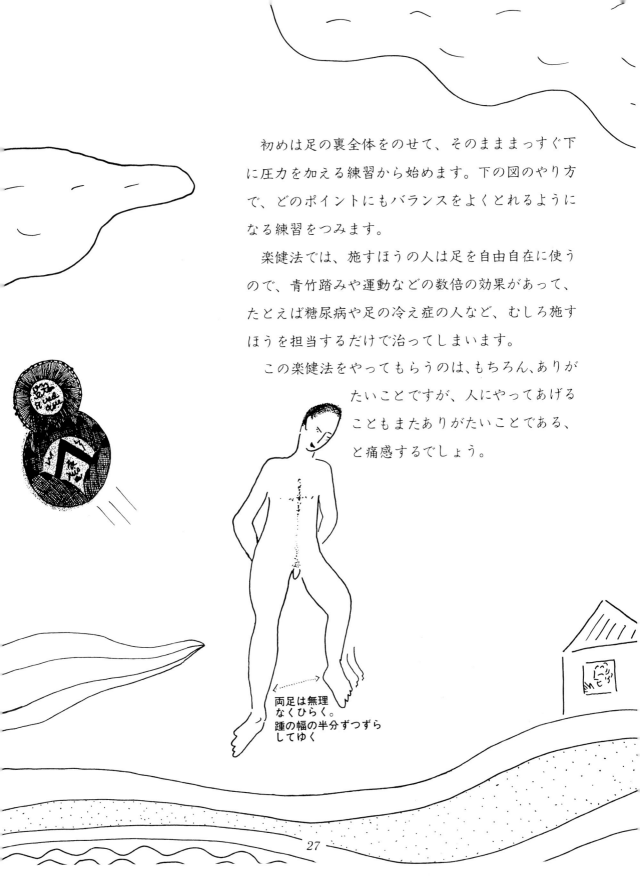

　初めは足の裏全体をのせて、そのまままっすぐ下に圧力を加える練習から始めます。下の図のやり方で、どのポイントにもバランスをよくとれるようになる練習をつみます。

　楽健法では、施すほうの人は足を自由自在に使うので、青竹踏みや運動などの数倍の効果があって、たとえば糖尿病や足の冷え症の人など、むしろ施すほうを担当するだけで治ってしまいます。

　この楽健法をやってもらうのは、もちろん、ありがたいことですが、人にやってあげることもまたありがたいことである、と痛感するでしょう。

両足は無理
なくひらく。
踵の幅の半分ずつずら
してゆく

1 羝羊 ⓛ足の付け根

てい よう

　それではまず始めてみましょう。

　Bは左側を下にして横臥し、右足を直角に曲げる。Aは右足を相手の踵の傍におき、左足で踏んでゆく。踏むといっても、バランスよく体重を左足に軽くかけてはゆるめる反復運動です。

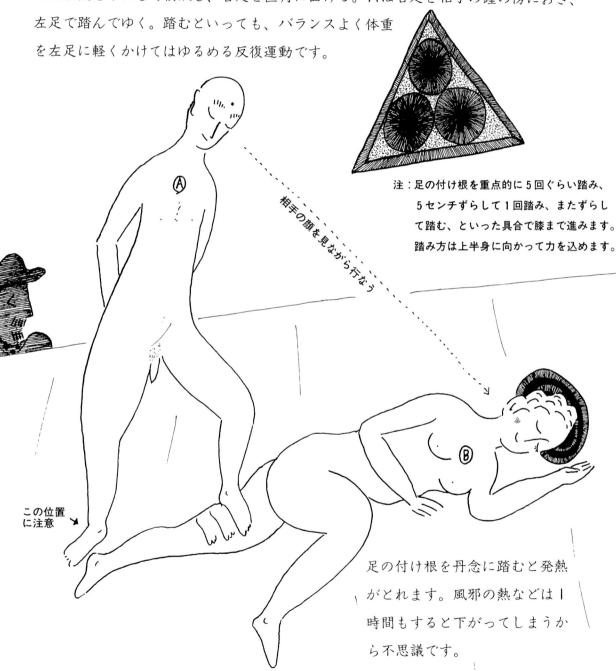

注：足の付け根を重点的に5回ぐらい踏み、
　　5センチずらして1回踏み、またずらし
　　て踏む、といった具合で膝まで進みます。
　　踏み方は上半身に向かって力を込めます。

相手の顔を見ながら行なう

この位置
に注意 ▶

足の付け根を丹念に踏むと発熱
がとれます。風邪の熱などは1
時間もすると下がってしまうか
ら不思議です。

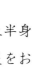

　図のように、Bは下半身はそのままで、上半身だけ天を向きます。AはBの両足の間に右足をおき、左足で(1)羝羊と同じ「位置」を踏みます。

　この部分の筋肉が非常にかたくて痛みのある女性は、生理痛や生理不順に悩む傾向にあります。また腎臓系統の弱い人でもこの部分に痛みを強く感じるものです。そのような人には思いやりを込めて踵に神経を集中して施します。

　楽健法を行なうと、足の付け根は何の病気によいのかとか、お尻を踏むとどこにきくのかとよく質問を聞きますが、この楽健法は特定の場所だけを行なう対処療法ではなく、常に大きく全身の調和ということに重点をおいています。初めの頃は痛みを覚えた箇所も、慣れるにしたがい実に気もちよくなり、風呂あがりのように血色がよくなって、そのまま眠ってしまうこともあります。そのような状態は調和のとれている証拠で、健康の基本です。

3 羝羊 右 足の付け根

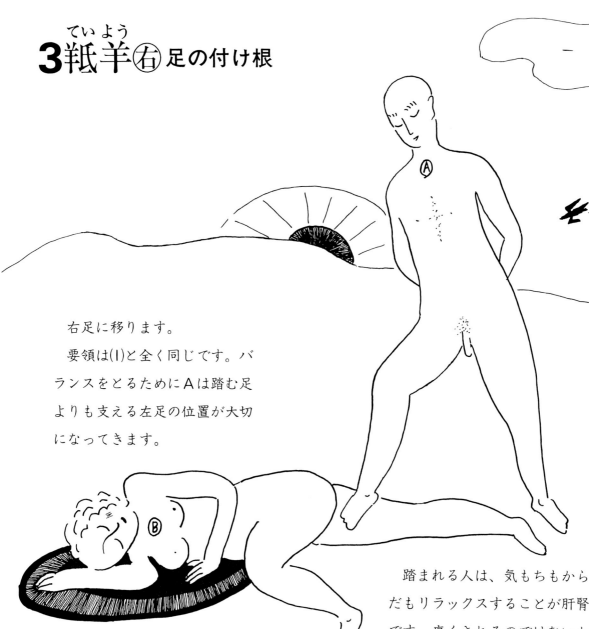

右足に移ります。

要領は(1)と全く同じです。バランスをとるためにAは踏む足よりも支える左足の位置が大切になってきます。

注：初めはまっすぐに圧すと述べましたが、慣れてきたら、踏むというよりも、上半身に向かって筋肉をのばす、というように心がけてください。

踏まれる人は、気もちもからだもリラックスすることが肝腎です。痛くされるのではないかと思うとかえって力が入り、たちまち筋肉が何倍ものかたさになって効果がうすくなるからです。できたら声をかけあって心地よくやることです。

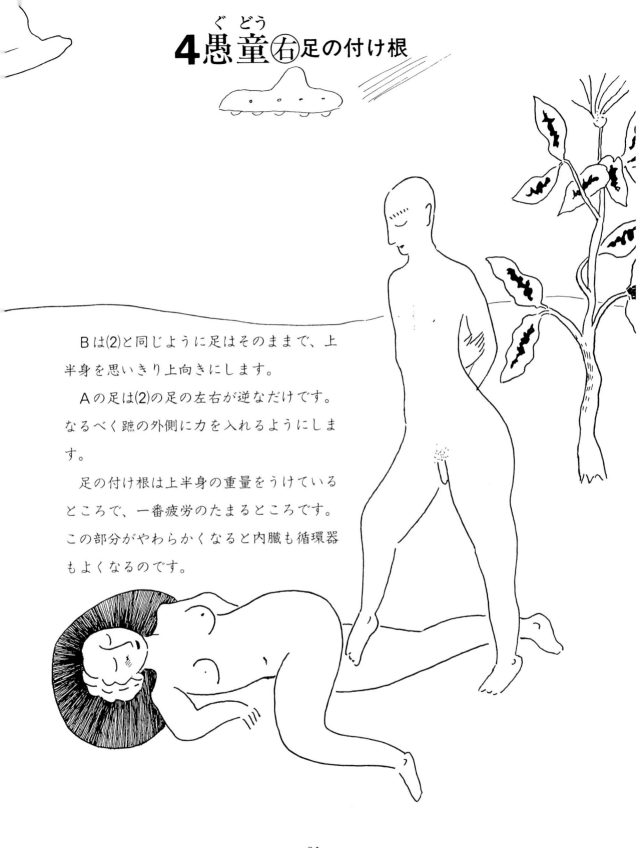

4 愚童（ぐどう）右足の付け根

　Bは(2)と同じように足はそのままで、上半身を思いきり上向きにします。

　Aの足は(2)の足の左右が逆なだけです。なるべく踵の外側に力を入れるようにします。

　足の付け根は上半身の重量をうけているところで、一番疲労のたまるところです。この部分がやわらかくなると内臓も循環器もよくなるのです。

31

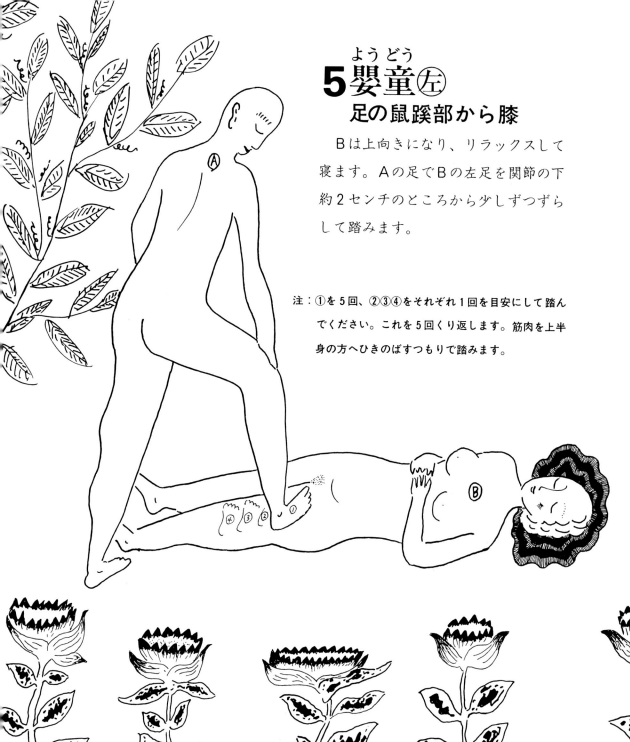

5 嬰童(左)
足の鼠蹊部から膝

Bは上向きになり、リラックスして寝ます。Aの足でBの左足を関節の下約2センチのところから少しずつずらして踏みます。

注：①を5回、②③④をそれぞれ1回を目安にして踏んでください。これを5回くり返します。筋肉を上半身の方へひきのばすつもりで踏みます。

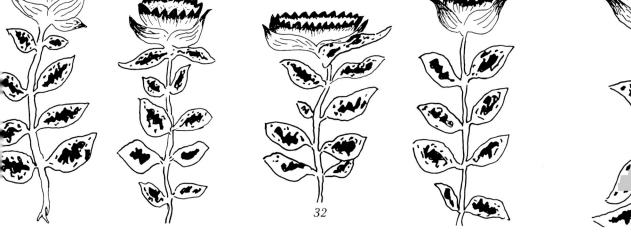

6嬰童㊨
足の鼠蹊部から膝

　この本の図版ではＡ、Ｂともに
裸で描いてありますが、家庭で行
なうときはうす布の服やトレーニ
ングウェアを着用してもよいでし
ょう。ただし踏む人は素足でなく
てはいけません。

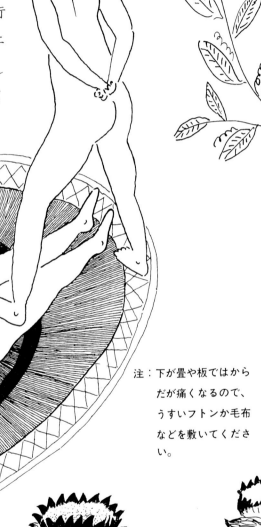

注：下が畳や板ではからだが痛くなるので、うすいフトンか毛布などを敷いてください。

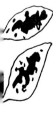

33

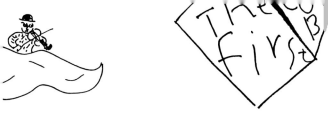

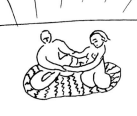

7 唯蘊 ⦅左⦆ 腕の付け根
ゆいうん

Bは上向きのまま両手をホールドアップの形にして寝ます。
Aはその左腕の付け根を踏みます。左足の土踏まずを使ってBの腕から腕につながっている筋肉（大胸筋）を静かに足の裏で「∞」の字を書くようにまわして圧します。「∞」の字を書いたら、ちょっと力を抜くのがコツです。

この箇所はとりわけ喘息の人に就寝前に念入りに圧してあげますと発作をおこさなくなります。また心臓の悪い人、乳にしこりのある人、母乳の出の悪い人に効果があります。

34

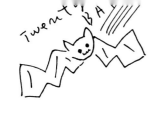

8 唯蘊（右）腕の付け根
ゆいうん

次は右腕に移ります。右は左の付け根とは反対に「の」の字を書くつもりで圧して下さい。太っている人のこのポイントは、とくにスリップしやすいので、左足の位置を腕に近い方へ寄せるとやりやすくなります。初めは30回位にし、回数を重ねたら多く圧すようにします。

楽健法はゆるく圧しても全身の筋肉がゆるみ、血液の循環がよくなります。

手足に不足していた血液が急に流れ出すため頭の血液が下がり、すこしぼんやりしたり、気だるくなったりすることがありますが、害はもちろんありません。

注：たまに翌日だるさを感じることがありますから、一度に過激にやらないようにしてください。

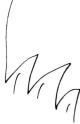

35

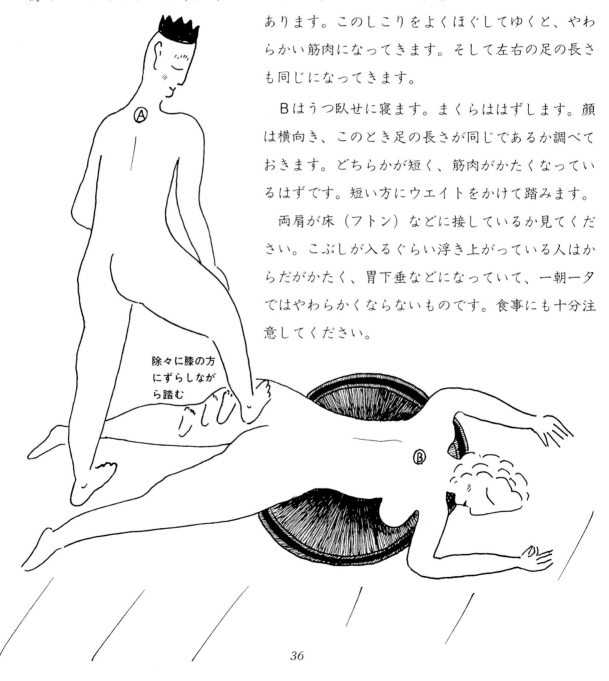

9抜業左尻から膝へ（内側から）
ばつごう

　AはBのひろげた足の間に立ち、左足は図の位置におき、右足でBの左のお尻を圧します。お尻全体をまんべんなく踵でローリングさせるつもりで大きく外側へ踏みます。お尻に驚くほど大きなしこり（潜脹）があるもので、やせた人ほど、骨かと思うほどのものが

あります。このしこりをよくほぐしてゆくと、やわらかい筋肉になってきます。そして左右の足の長さも同じになってきます。

　Bはうつ臥せに寝ます。まくらははずします。顔は横向き、このとき足の長さが同じであるか調べておきます。どちらかが短く、筋肉がかたくなっているはずです。短い方にウエイトをかけて踏みます。

　両肩が床（フトン）などに接しているか見てください。こぶしが入るぐらい浮き上がっている人はからだがかたく、胃下垂などになっていて、一朝一夕ではやわらかくならないものです。食事にも十分注意してください。

除々に膝の方にずらしながら踏む

10 抜業⑥尻から膝へ（内側から）

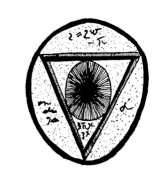

　Ａは足の位置を逆にします。右ききの人の左足は、やはり無器用なものですから、左右同じように使えるには慣れることが肝腎です。

　左のお尻にも、やはり右と同じようにぐりぐりがあると思います。お尻は本来、つきたての餅のように弾力があってやわらかいものです。かたくとんがった形をしている人には、しっかり踏みほぐしてやってください。

　内股からお尻にかけて踏みほぐしてゆくと短時間で冷え症など治ってしまいます。食事療法や体操などを何年もやっているのによくならないという人も、その努力の上に楽健法を加えてみてください。驚くべき効果が得られるでしょう。

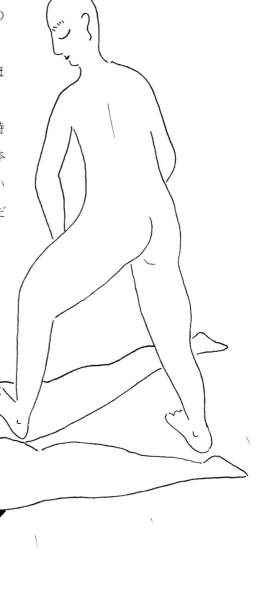

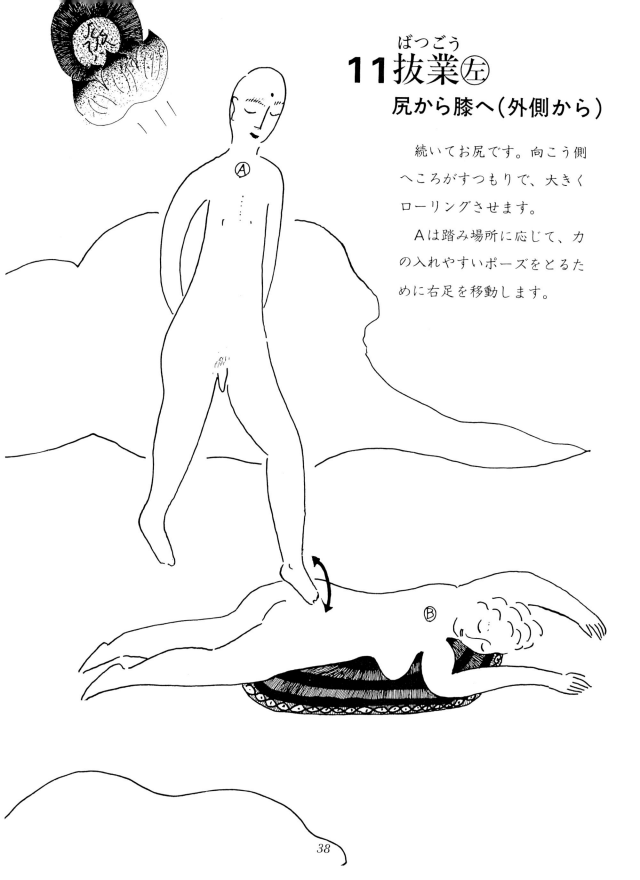

11 抜業 左

ばつごう

尻から膝へ（外側から）

　続いてお尻です。向こう側
へころがすつもりで、大きく
ローリングさせます。

　Ａは踏み場所に応じて、力
の入れやすいポーズをとるた
めに右足を移動します。

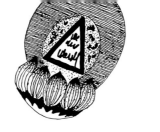

12 抜業 右

尻から膝へ（外側から）

　腰痛の人やつまずきやすい人は、図
のお尻の部分が、まるですりこぎでも
入れているようにかたくなっています。
ローリングをくり返し、よくほぐして
あげましょう。

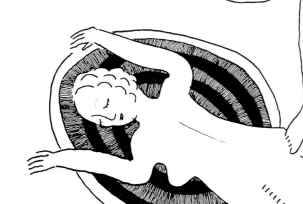

注：お尻と膝がすんだら、ウエストを足の
　　外側でゆっくり深く３回ほど踏みとど
　　めます。ここは急激に力を入れないで、
　　相手が大きく息を吐くのに合わせて行
　　ないます。

とくにかたく
なっていることが多い

13 大乗 左

だいじょう

左足の付け根を内側から向こう側へ

大きくローリングさせ
ます。Bは踏まれる力に
さからわないように全身
をリラックスさせてます。

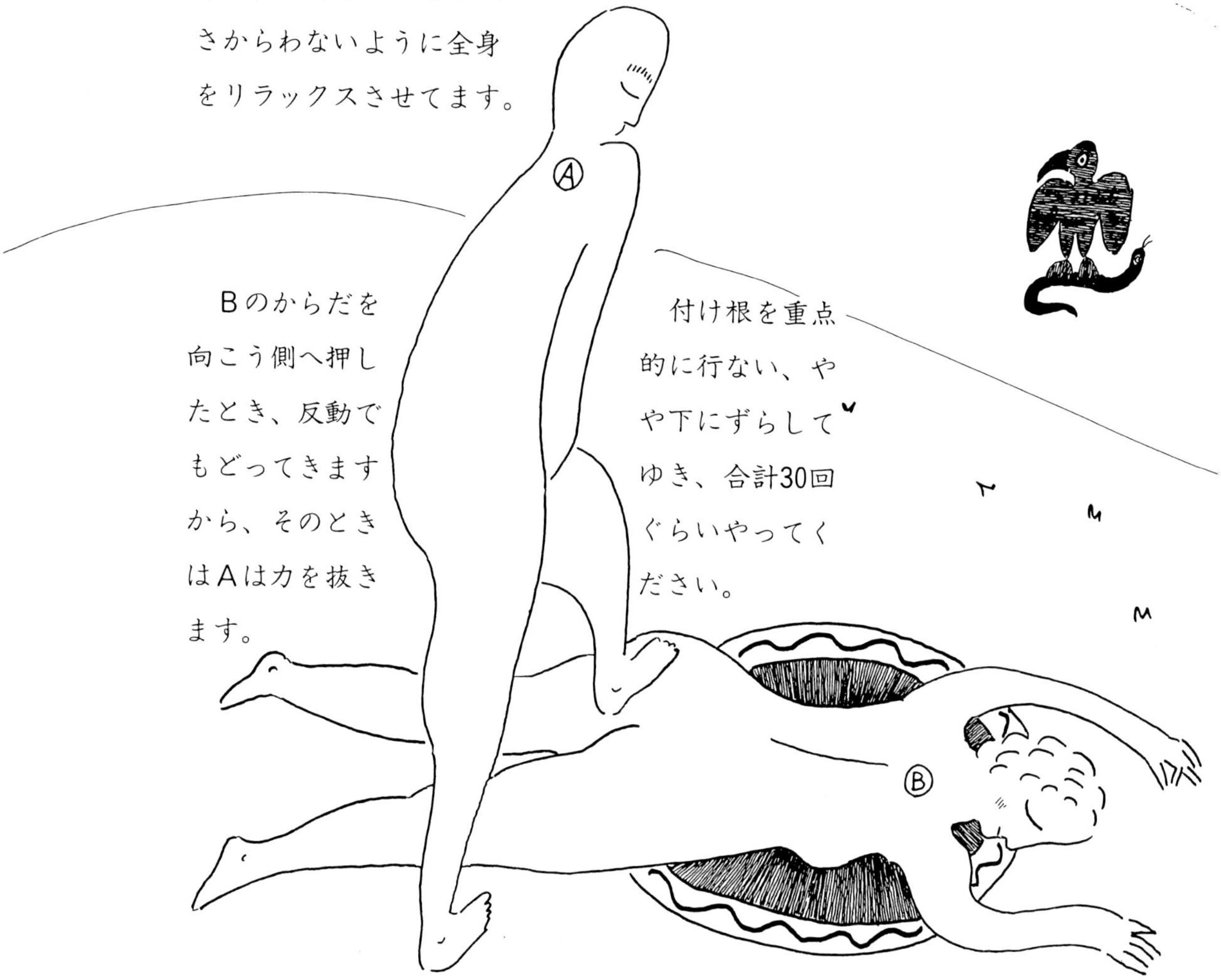

Bのからだを
向こう側へ押し
たとき、反動で
もどってきます
から、そのとき
はAは力を抜き
ます。

付け根を重点
的に行ない、や
や下にずらして
ゆき、合計30回
ぐらいやってく
ださい。

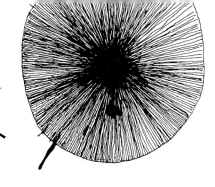

14 大乗 右
だいじょう

右足の付け根を内側から向こう側へ

(13)と同じ要領で行ないます。外側
へ大きくローリングをくり返します。

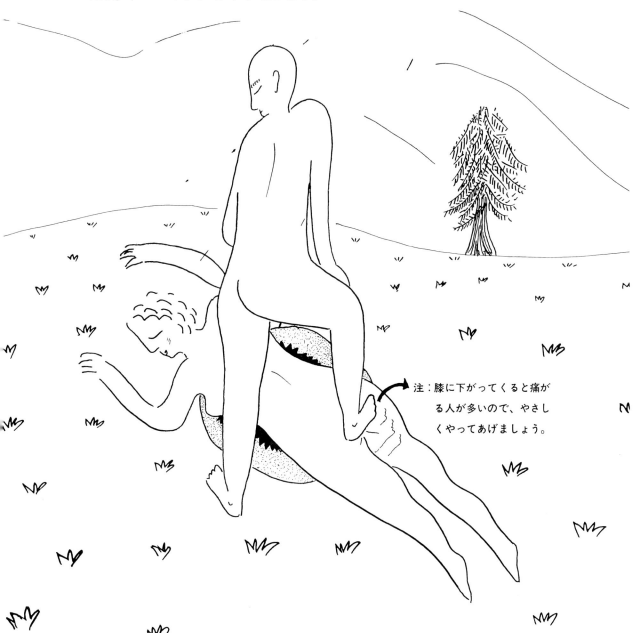

注：膝に下がってくると痛が
る人が多いので、やさし
くやってあげましょう。

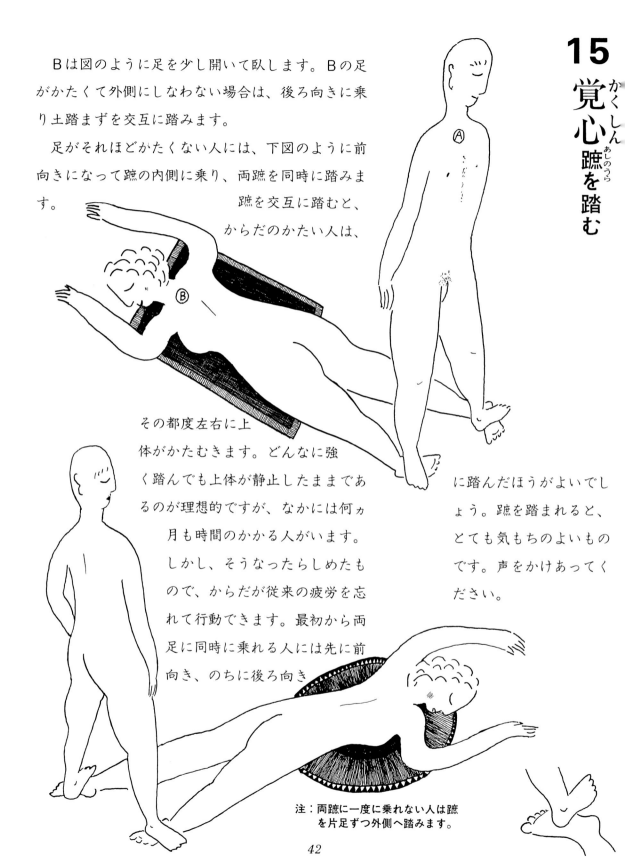

Bは図のように足を少し開いて臥します。Bの足がかたくて外側にしなわない場合は、後ろ向きに乗り土踏まずを交互に踏みます。

足がそれほどかたくない人には、下図のように前向きになって踵の内側に乗り、両踵を同時に踏みます。踵を交互に踏むと、からだのかたい人は、

その都度左右に上体がかたむきます。どんなに強く踏んでも上体が静止したままであるのが理想的ですが、なかには何ヵ月も時間のかかる人がいます。しかし、そうなったらしめたもので、からだが従来の疲労を忘れて行動できます。最初から両足に同時に乗れる人には先に前向き、のちに後ろ向き

に踏んだほうがよいでしょう。踵を踏まれると、とても気もちのよいものです。声をかけあってください。

注：両踵に一度に乗れない人は踵を片足ずつ外側へ踏みます。

42

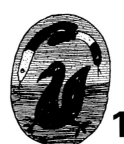

16一道（いちどう）
背骨と筋肉の調和

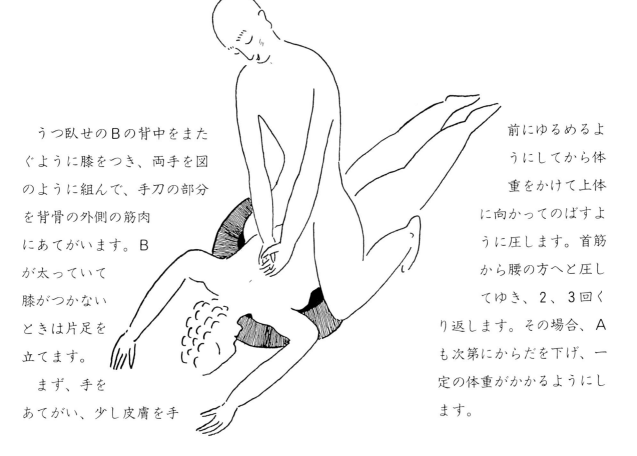

　うつ臥せのBの背中をまたぐように膝をつき、両手を図のように組んで、手刀の部分を背骨の外側の筋肉にあてがいます。Bが太っていて膝がつかないときは片足を立てます。

　まず、手をあてがい、少し皮膚を手

前にゆるめるようにしてから体重をかけて上体に向かってのばすように圧します。首筋から腰の方へと圧してゆき、2、3回くり返します。その場合、Aも次第にからだを下げ、一定の体重がかかるようにします。

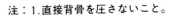

注：1.直接背骨を圧さないこと。
　　2.手で圧すのではなく、体重をかけること。
　　3.背骨のあたりがポキポキ音のすることがありますが、脊椎の歪みが矯正される音です。

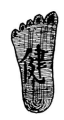
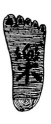

17 極無 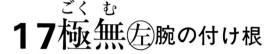左腕の付け根

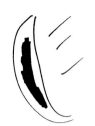

Bはうつ臥せのまま腕を直角に曲げ顔は横に向ける。このとき、腕の付け根が床（フトン）に密着しないで、浮き上がっている人は、それだけ筋肉が硬化しているわけですから、いきなり足を乗せて体重をかけると痛がります。細心の注意を払って踏むか、あるいは(16)の背中に乗った状態のまま、手で圧してもかまいません。

この部分のかたい人は中年の男性に意外と多いものです。女性には少ないのですが、いかった肩をしていたり、肩が床につかない人は、かなりの筋肉硬化が進んでいます。

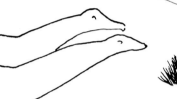

Aは図のように、Bの左腕の付け根に左足を乗せて、ゆっくりと軽く踏みます。「痛い！」

といったら、さらに力をゆるめます。

この部分は、(7)(8)で行なった腕の付け根の裏側です。両側からしこりをゆるめますと喘息の人に効果があります。といっても発作のあるときにこの部分だけ踏むのは、かえって発作をひどくさせることもあります。なぜなら、この部分のみが発作を止めるツボでは決してないからです。

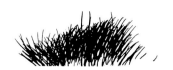

44

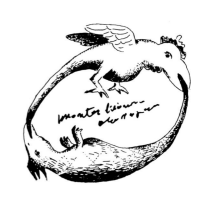

18 極無 右 腕の付け根

<ruby>極<rt>ごく</rt></ruby><ruby>無<rt>む</rt></ruby>

Bは顔を横に向けます。AはBの右側
に立ちます。前ページと同じ要領で、ゆ
っくり「の」の字を書くつもりで回転さ
せて圧します。

これは左側のときも同じですが、筋肉
をゆるめておいてから前方にのばすつも
りで踏みます。

五十肩、神経痛、肩こり、リ
ウマチの人、また、腕を非常
に使うキーパンチャー、保母
などには、この部分は念入り
に踏んでください。腕の付け
根がかたくなると、肺や心臓
に圧迫をかけます。また、女
性の乳房の病気をひきおこす
原因となります。

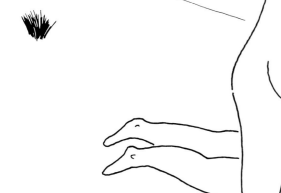

注：楽健法は全行程を行なうことで調和
　　をとり、大きな効果をもたらすもの
　　なのです。喘息の人には全行程の中
　　で、この部分を丹念に踏むことをす
　　すめます。

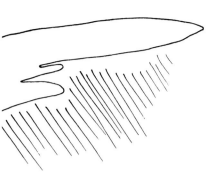

19秘密㊨肩を踏みのばす

ここまで行なうと、全身の筋肉がほぐれ、余分な炭酸ガスが排出され、心地よくなります。また、あまり気もちよいので眠くなる人もいます。

最後のポイントは、図のようにBの左肩の付け根を踵が床につくようなつもりで下の方へ圧してのばします。右足を肘と頭を結んだ線に対して直角におくとバランスよく、効果的に踏むことができます。30回踏みましょう。

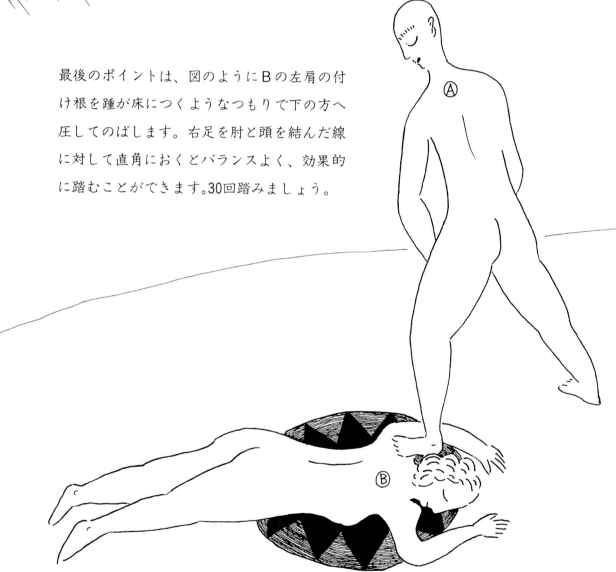

20秘密<ruby>秘密<rt>ひみつ</rt></ruby>㊨肩を踏みのばす

肩のこっている人は、ここを少々つまんだり叩いたりしてもびくともしないほど、かたくなっているものです。肩こりは、ただ肩がこって苦痛をともなうだけでなく、内臓の異常や便秘、生理不順、生理痛、冷え症、偏頭痛、不眠症などの症状があります。その主な原因は肉食が多く野菜が欠乏していたり、よく咀嚼しなかったり、食べすぎたりあやまった食事の摂り方にあります。

とくに有害添加物の含まれた食品を摂ることによって、肝臓を悪くし、内臓全体の働きを衰えさせています。いつも肩のこっている人は、単なる肩こりだけではなく、

おそろしい病気と表裏一体の現象だと思って、早いうちに肩のこらない食生活にきりかえてください。

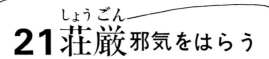

21 荘厳 邪気をはらう

最後に(16)の姿勢にもどり、Bの背中を両掌で上下に大きくマッサージします。Aは「はい」といって終了したことを告げ、Bは「ありがとう」と応えて、数分間そのまま臥して休息します。

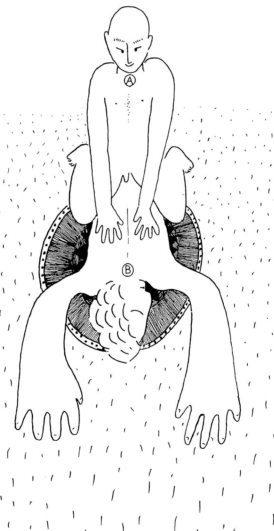

第三章 樂健法處身術

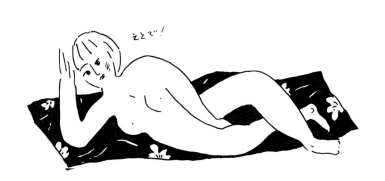

そこで！

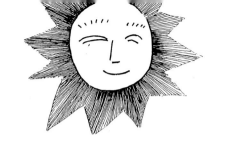

仏教と健康

自然に則した食べもの

　インドの無抵抗主義で知られているマハトマ・ガンジーもいっているように、人は喰うために生まれてきたのでもなければ、食べるために生きているわけでもないのです。神仏を知り、大宇宙に仕え、私たちを創られたものに近づくことがほんとうの使命であるのです。結局、私たちはそれぞれちがった道を歩み、異なった時間を費やしても、みんなゆこうとしているところは同じなのです。肉体はそのために存在しているのだし、その肉体を維持するために食べているのです。

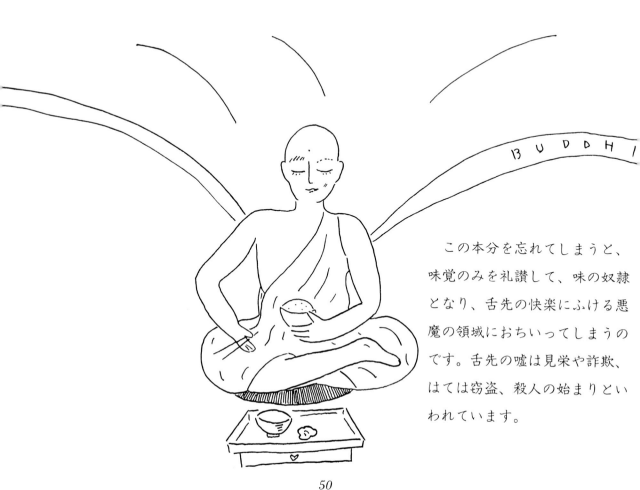

　この本分を忘れてしまうと、味覚のみを礼讃して、味の奴隷となり、舌先の快楽にふける悪魔の領域におちいってしまうのです。舌先の嘘は見栄や詐欺、はては窃盗、殺人の始まりといわれています。

また今日、添加物や農薬を多量に含んだ手軽な食品を摂って、健康をそこね、からだを汚したまま不自然な死に方で大地にかえってゆく人がふえていますが、これは私たちに美しい肉体と清浄な精神を与えわけてくれた大自然への冒瀆とはいえないでしょうか。

　空ゆく小鳥たちはその生命をながらえるために、自然から与えられたものを、何の加工もせず食べています。いわば、彼らのほうがよっぽど敬虔深くて、闇のおそろしさを知り、朝日のさわやかさをよろこんでいます。そして、その目には欲など見えません。人間も本来、そうしたものの仲間であったはずです。

S IM AND DISH

つまり、食欲をコントロールできない人は、他のどんな欲望をもおさえることができないということなのです。このように過食、美食、飽食はあらゆる罪のみなもとといってよいのかもしれません。

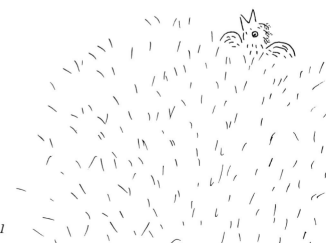

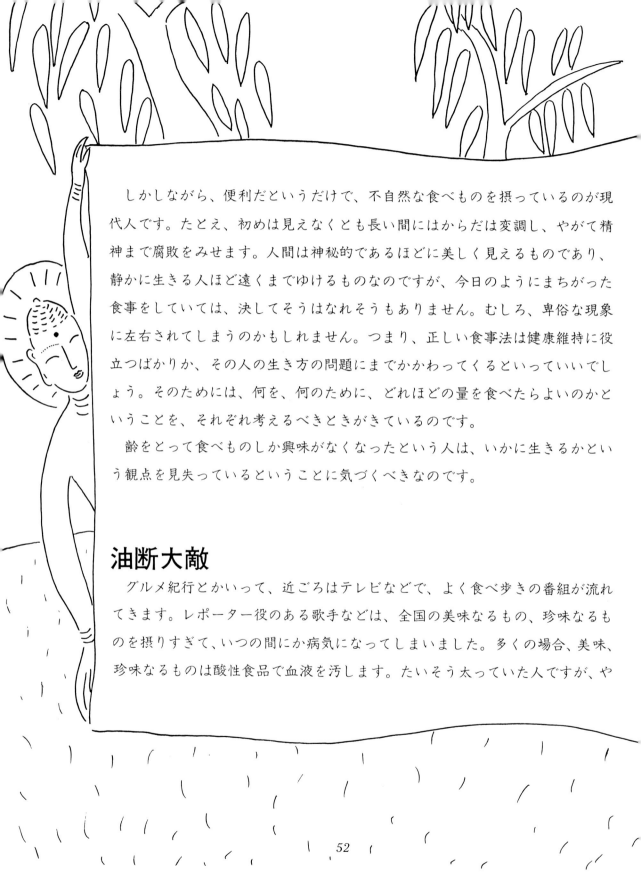

　しかしながら、便利だというだけで、不自然な食べものを摂っているのが現代人です。たとえ、初めは見えなくとも長い間にはからだは変調し、やがて精神まで腐敗をみせます。人間は神秘的であるほどに美しく見えるものであり、静かに生きる人ほど遠くまでゆけるものなのですが、今日のようにまちがった食事をしていては、決してそうはなれそうもありません。むしろ、卑俗な現象に左右されてしまうのかもしれません。つまり、正しい食事法は健康維持に役立つばかりか、その人の生き方の問題にまでかかわってくるといっていいでしょう。そのためには、何を、何のために、どれほどの量を食べたらよいのかということを、それぞれ考えるべきときがきているのです。

　齢をとって食べものしか興味がなくなったという人は、いかに生きるかという観点を見失っているということに気づくべきなのです。

油断大敵

　グルメ紀行とかいって、近ごろはテレビなどで、よく食べ歩きの番組が流れてきます。レポーター役のある歌手などは、全国の美味なるもの、珍味なるものを摂りすぎて、いつの間にか病気になってしまいました。多くの場合、美味、珍味なるものは酸性食品で血液を汚します。たいそう太っていた人ですが、や

せ細り歌もうたえず、後悔していました。

　かつて、僧侶の食事というものは一汁一菜の簡素なものでした。それでも日に20〜30キロも托鉢に歩きまわり、きびしい修業に耐えるだけの体力を維持することができたのです。その秘訣は汁の椀の中に2、3滴の胡麻油をたらしただけです。これが潤滑油となってからだをしなやかにしていました。反対にきらすと油ぎれの機械のようにからだがギクシャクとして弱ったというわけです。油断大敵という言葉はここに端を発しています。

　食べ方、食べものの質を考慮すると、このように小食でも十分です。腹がはちきれそうになるまで食べてひっくり返っている図ほど見苦しいものはありません。脆弱な精神のもち主にしか見えません。

排泄

　とかくカロリーの摂取ばかりを重要視するのが栄養学ですが、むしろ、
これはまちがった考え方です。とりわけ病人には栄養をつけようとしますが、問題です。
野生の動物はキズついたり、病気になると何夜も食べものも摂らず、じっと横たわって治
してしまいます。実に自然の理にかなった治療法です。栄養の摂取よりもむしろ大切なの
は排泄です。大便の中には150以上もの毒素が含まれているといわれています。便秘して、
こうした毒素を腸内にためておくと、体内に毒が蔓延して病気をひきおこすのです。どん
な美人でも、便秘であっては幻滅です。こういう人には楽健法を施してさしあげましょう。

　先日も、10日に一度くらいしか通じがなく苦しんでいる婦人に一日楽健法をしたところ
大量の便が出まして、たいそうよろこばれました。しかし、この婦人は積年こんなことを
くり返していたものですから、癌に冒されていました。どうしても手術するというので、
手術前の45日間一日も休まず楽健法を施したところ、手術がうまくゆき、医者も驚いたそ
うです。

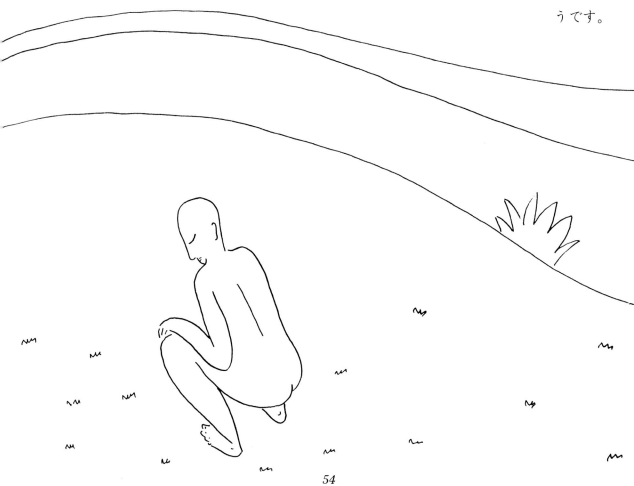

身土不二

　毎年夏に必ず郷里の青森へ帰省する知人があります。ネブタ祭が近づくと血が騒擾として落ちつかなくなるといいます。本来、生まれ育った土地とからだとは、そのように見えない糸で密接に結ばれているのです。

　食べものもまた同様です。生まれ育った土地で収穫されたものを摂ることが一番自然なのです。そこには無理がなく、からだに負担もかからず、季節を知覚でき、大地の恵みと宇宙の運行とに一体化できるからです。仏教ではこれを身土不二と四文字であらわします。

　もともと日本人の腸は、欧米人のものより長く生まれついています。穀物を主体として何千年も続いてきた日本人の食生活が、そういうからだに仕立て上げたのです。近年生活様式が欧米化し、食卓にも肉やバターやチーズが溢れ、交通機関の発達で遠隔地の食品が容易に摂れるようになりましたが、これは味覚ばかりに主眼をおいて、本来人間が何のために食べるのかを忘れてしまった証拠で、はなはだ疑問です。

食物の陰陽と旬

　食物には陰陽の区別があり、これを重視していろいろ料理に工夫しているのが食養(マクロビオティック)といわれている料理法です。陰性とは冷たい、暗い、長い、ふえる、ひろがる、ふくらむ、塩気少ないなどで、色も緑・紫・藍などです。その反対が陽性だと考えればいいでしょう。料理のときには陰陽のバランスがいいようにとり合わせます。

　だいたい夏に穫れるものは陰性が強く、暑気でうだる人間のからだを冷やしてくれる食物が多く、寒くなって穫れるものは陽性でからだを温める作用があります。天は、私たち人間のこざかしい知恵では及びもつかない摂理と恩恵を与えてくれているのに、ハウス栽培などという自然にさからった農法をしているのです。

　野菜にかぎらず、旬は魚にもあります。旬ものは、からだのバランスをとるのに役立ちますし、経済的にも助かります。季節に関係ない冷凍魚などは、こうして自然の恵みにあらがうわけですから、やはり健康上問題が残ります。

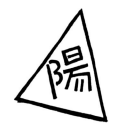

自然の輪廻の枠

　刺身や肉やバターなどを栄養食と思っている人がいますが、肉を食べたからといって、そのまま、わたしたちの血や肉になるとはかぎりません。草食動物が草を食べて巨大な体躯（たいく）をつくっているように、本来いろいろな食物から摂る物質が体内で分解されて滋養にかわってゆくのです。

　私たちはカロリー論だけでは、健康を保つことはできません。健康を保つには新鮮な野菜と海草類を多く摂る必要があります。それらは私たちの血液を浄化して、流れを早めてくれるからです。澱んだ川には腐敗物がただよい、急流がいつもきれいであるように、血液も同じで、酸化した血液は流れが緩慢となり病原菌を育て、一方、流れが早いと疾病のもとを洗い流してくれます。澱める水には毒あり、という言葉があることを覚えておいてください。

　私たちは大きな自然の輪廻の中で、大地から食を得て生き、排泄したものも生命も、また大地へかえしてゆくのです。自然へかえしたとき、それが微生物などの働きで、また次の生命を育てる基となるような輪廻の枠に納まるもので暮らすのが正しい生き方です。

　排泄したもの、残留した物質が自然にもどれないようなものは、存在そのものが悪なのです。放射能の廃棄物などは、その代表格で始末のできない、輪廻の枠から大きくはみ出した怪物です。食品添加物も農薬も同様の物質で、人間のこころもからだも汚染し、大地を不浄し続けるものです。

　日本人の豊かに思える現代の食生活は生態系をまったく無視した営みにほかなりません。有害食品をやめ、自然から与えられたものを食べようという運動をひろげてゆかなくては大地は将来、自閉して私たちに恵みを与えてくれなくなるでしょう。

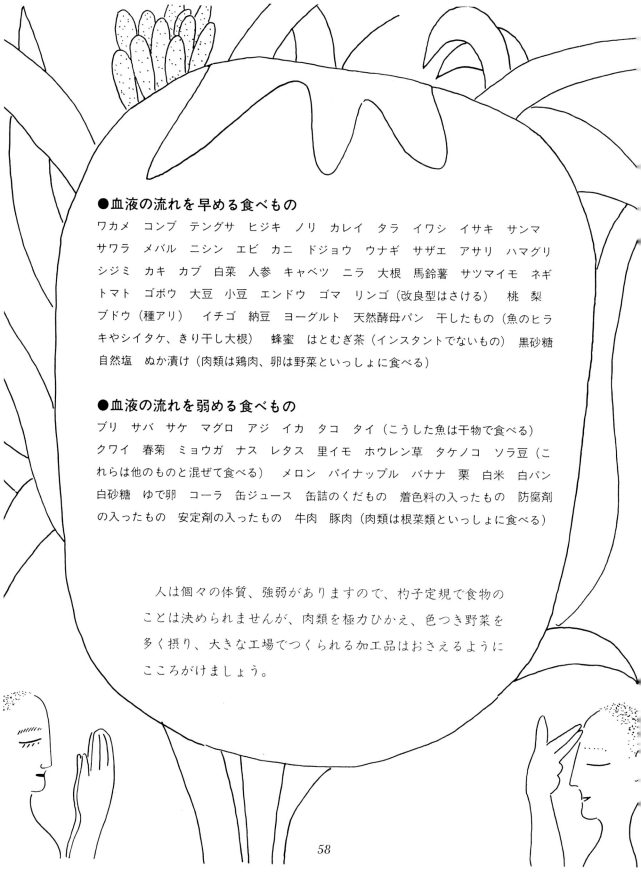

●血液の流れを早める食べもの
ワカメ　コンブ　テングサ　ヒジキ　ノリ　カレイ　タラ　イワシ　イサキ　サンマ
サワラ　メバル　ニシン　エビ　カニ　ドジョウ　ウナギ　サザエ　アサリ　ハマグリ
シジミ　カキ　カブ　白菜　人参　キャベツ　ニラ　大根　馬鈴薯　サツマイモ　ネギ
トマト　ゴボウ　大豆　小豆　エンドウ　ゴマ　リンゴ（改良型はさける）　　桃　梨
ブドウ（種アリ）　イチゴ　納豆　ヨーグルト　天然酵母パン　干したもの（魚のヒラ
キやシイタケ、きり干し大根）　蜂蜜　はとむぎ茶（インスタントでないもの）　黒砂糖
自然塩　ぬか漬け（肉類は鶏肉、卵は野菜といっしょに食べる）

●血液の流れを弱める食べもの
ブリ　サバ　サケ　マグロ　アジ　イカ　タコ　タイ（こうした魚は干物で食べる）
クワイ　春菊　ミョウガ　ナス　レタス　里イモ　ホウレン草　タケノコ　ソラ豆（こ
れらは他のものと混ぜて食べる）　　メロン　パイナップル　バナナ　栗　白米　白パン
白砂糖　ゆで卵　コーラ　缶ジュース　缶詰のくだもの　着色料の入ったもの　防腐剤
の入ったもの　安定剤の入ったもの　牛肉　豚肉（肉類は根菜類といっしょに食べる）

　　人は個々の体質、強弱がありますので、杓子定規で食物の
　ことは決められませんが、肉類を極力ひかえ、色つき野菜を
　多く摂り、大きな工場でつくられる加工品はおさえるように
　こころがけましょう。

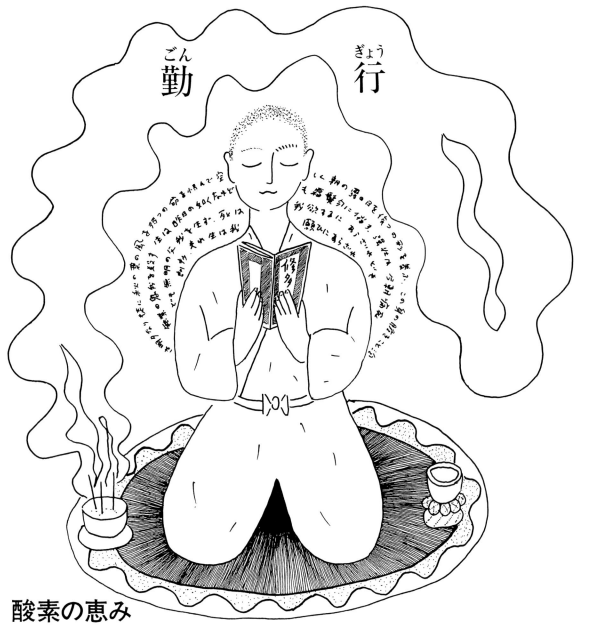

勤_{ごん}行_{ぎょう}

酸素の恵み

　勤行とは仏の前で読経することです。リズミカルに語句をくり返していると無我の境地にいざなわれます。無我とはあらゆる煩悩欲望を頭の中からおい出した状態です。僧侶は、こうして健康を維持してきたのです。おだやかな健康状態にあるときは体内に酸素は十分にみたされます。酸素は血液に融合され、体中をかけめぐり、すこやかな体調をもたらします。しかし、反対に怒ったり、イラついたり不安や緊張をすると酸素は欠乏し始め、炭酸ガスがふえてからだがおかしくなります。深呼吸が大切といわれるのは、まさにこのためです。仏教では、これを整息といって重要視しているのです。

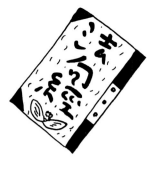
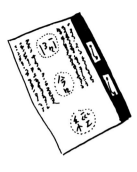

死を他人まかせにしないために

人が誕生するときは十月十日の猶予がありますがほとんどの死は突然やってきます。毎日の新聞にはやれ殺人事件だ、焼死事故だと人の死が報じられていますが、自分には遠い世界の出来事にしか思えません。そういうとき、突然、肉親の死に出会うとあわてふためいて葬儀社に連絡し、寺院にかけこむしか方法を知りません。こうなると、葬儀社のシステムと寺院の論理ですべてがおし進み、考えられることといったら、お経料の相場とか、花輪の数のこととか、会葬者への挨拶の仕方くらいなものです。

考えてみますと、現代人は自己の論理とは異なった次元、つまり病院の都合で産み落とされ、学校の方式で学ばされ、会社の論理で働かされ、ホテルの営利のために結婚式をあげさせられ、社会の倫理観で生かされてはいないでしょうか。これでは、生も死もみんな他人まかせです。結局、現代風野辺送りは死者への哀惜や人の一生のあわれさ、はかなさ、さらにいえば、死そのものを実感するという貴重な機会すらも失っているのです。

この際、少しでもお経を知得しましょう。朝のわずかな時間、仏前に座って読誦してみましょう。仏壇のない人は、太陽でも山の頂でも何でもよいですが、祈りをこめながら行なえば、きっと清々しい一日を送ることができるでしょうし、やがては仏の慈悲に出会うことでしょう。

創造的で、激しく、静かで強い宗教的感情は、実践を通して初めて摑めるものです。

合掌して目を閉じ、お経やマントラを素直な態度で楽しむとき、仏教は自分のものとなり、生きてゆく道がおのずと示されてきます。

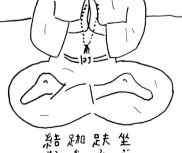

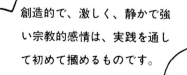

結跏趺坐
けっかふざ

お経はきわめて文学的

　仏教のお経は数が多くて、八万四千の法門があるといわれており、専門の仏教学者でもすべてに目を通すことは不可能です。仏教が始まって2500年の間に、数多くのお経がつくられてきました。お釈迦さまの教えられた直接の言葉は法句経、阿含経などにその原形がみられるといわれていますが、大乗仏教のお経は法といわれている真理の教えを様々な物語に織りこみ、きわめて文学的、宗教的、説話的な衣裳にくるんで後世のすぐれた仏教徒、新宗派の祖師によって創作されたものです。私たちが日頃、寺院で読誦しているお経もそれぞれの宗派によって根本経典が異なっています。そして、それぞれの宗派が所依している経典を、最高のありがたい経典と信じています。

　しかし、仏教そのものに上下の区別はつけられるはずがありません。宗派のちがいで高等下等の差はありません。空海は十住心論という書物を著して、真言宗が最高の仏教であると論証していますが、他宗派の人たちはこれを認めているわけでもないし、それが学問的に正しいという評価が下っているわけでもないのです。では、空海がまちがっていたのかというと、決してそうではなく、彼はただそう信じただけであって、それでよいのです。宗教は、自分の信じたものを最高の教えであると信じるドグマの上に成り立っているものなのです。

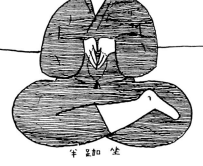

早朝に起き、排泄と手水をすませ、清掃した部屋に坐ります。図のように結跏扶坐、半跏坐に足をくみ、目を軽く閉じ、大自然の中にいるようなつもりで、心を清らかにして坐ります。心が静まったら読経に入りましょう。

半跏坐

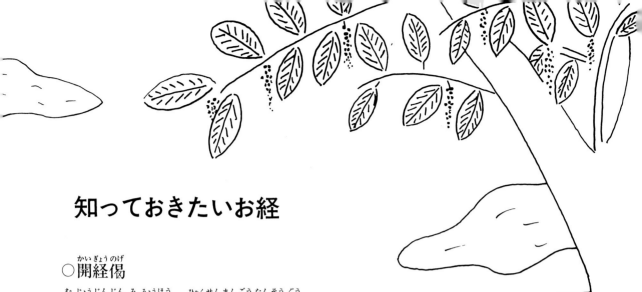

知っておきたいお経

○ 開経偈（かいぎょうのげ）

無上甚深微妙法（むじょうじんじんみみょうほう）　百千万劫難遭遇（ひゃくせんまんごうなんそうぐう）

我今見聞得受持（がーこんけんもんとくじゅじ）　願解如来真実義（がんげにょらいしんじつぎ）

　偈（げ）とは仏の徳を讃嘆し、その教理を述べたものの意味です。

開経とは文字通り経を開くことで、読経をする際には必ず、

鎮座してこころを落ちつけてこの経文から入ります。

○ 三帰（さんき）（三反）

弟子某甲（でしむこう）　尽未来際（じんみらいさい）

帰依仏（きーえーぶつ）　帰依法（きーえーほう）　帰依僧（きーえーそう）

　仏教は三宝、すなわち仏と法とすぐれた僧に服

従してすがるのことの意。

○ 三竟（さんきょう）（三反）

弟子某甲（でしむこう）　尽未来際（じんみらいさい）　帰依仏竟（きーえーぶつきょう）　帰依法竟（きーえーほうきょう）　帰依僧竟（きーえーそうきょう）

　三帰をより深めたところを意味します。

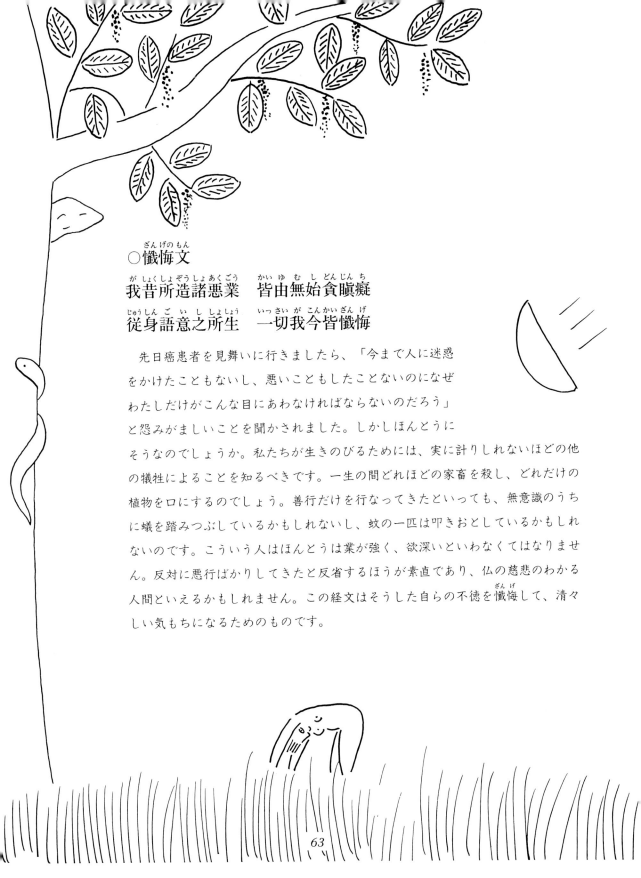

○懺悔文
〔ざんげのもん〕

我昔所造諸悪業　皆由無始貪瞋癡
〔が しゃくしょぞうしょあくごう〕〔かい ゆ む し どんじん ち〕

従身語意之所生　一切我今皆懺悔
〔じゅうしん ご い し しょしょう〕〔いっさい が こんかいざんげ〕

　先日癌患者を見舞いに行きましたら、「今まで人に迷惑
をかけたこともないし、悪いこともしたことないのになぜ
わたしだけがこんな目にあわなければならないのだろう」
と怨みがましいことを聞かされました。しかしほんとうに
そうなのでしょうか。私たちが生きのびるためには、実に計りしれないほどの他
の犠牲によることを知るべきです。一生の間どれほどの家畜を殺し、どれだけの
植物を口にするのでしょう。善行だけを行なってきたといっても、無意識のうち
に蟻を踏みつぶしているかもしれないし、蚊の一匹は叩きおとしているかもしれ
ないのです。こういう人はほんとうは業が強く、欲深いといわなくてはなりませ
ん。反対に悪行ばかりしてきたと反省するほうが素直であり、仏の慈悲のわかる
人間といえるかもしれません。この経文はそうした自らの不徳を懺悔して、清々
しい気もちになるためのものです。
〔ざんげ〕

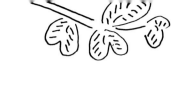

○三摩耶戒真言
（さんまやかいしんごん）

オンサンマヤサトバン

オンサンマヤサトバン

オンサンマヤサトバン

○発菩提心真言（三反）
（ほつぼだいしんしんごん）

オンボウジシッタ　ボダハダミ

○光明真言（七反あるいは二十一反）
（こうみょうしんごん）

オンアボキャ　ベイロシャナウ

マカボダラ　マニハンドマ　ジンバラ

ハラバリタヤ　ウーン

　この三つの梵語は脳を刺激する役目をして、宇宙のバイ
ブレーションに合うからだになるためのものです。とりわ
け光明真言は食事の際、よく噛みながら誦える咀嚼法とも
なります。

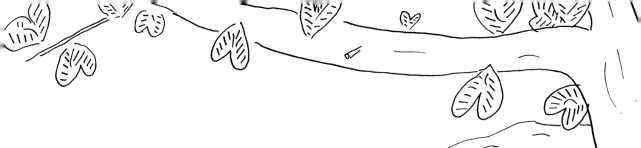

○十善戒（三反）

弟子某甲（でしむこう）　尽未来際（じんみらいさい）

不殺生（ふせっしょう）　不偸盗（ふちゅうとう）　不邪婬（ふじゃいん）　不妄語（ふもうご）

不綺語（ふきご）　不悪口（ふあっく）　不両舌（ふりょうぜつ）　不慳貪（ふけんどん）

不瞋恚（ふしんに）　不邪見（ふじゃけん）

「殺す、盗む、よこしま、嘘、綺語、悪口、二枚舌、もの惜しみ、怨み、不正なものの見方」仏教ではこれらを総称して十悪といいます。キリスト教に十戒というものがありますが、人間へのいましめが同じ数であるのは不思議です。わたしたちは日常の中で、これらのいましめをややもすると破りがちですが、たいがいの場合は自分の利益を優先してしまうからです。他人のために生きようとこころがける人は豊かになり、惜しむとき、生命は貧しくなります。小鳥は楽しい歌を惜しまず、誰にでも与えています。これは単に人間社会を円滑にするためだけにあるのではなく、仏界と人間界との関係を正しく保つために守るべきことなのです。このお経を誦えるときには、この思念を思い浮かべてください。

○延命十句観音経
（えんめいじっく　かんのんきょう）

観世音　南無仏　与仏有因　与仏有縁
（かんぜーおん）（なーむーぶつ）（よーぶつうーいん）（よーぶつ　うーえん）

仏法僧縁　常楽我浄　朝念観世音
（ぶっぽうそうえん）（じょうらくがーじょう）（ちょーねんかんぜーおん）

暮年観世音　念念従心起　念念不離心
（ぼーねんかんぜーおん）（ねんねんじゅうしんき）（ねんねんふーりしん）

（三反〜七反。はじめは題名も読む）

　このお経は短くて、わずか十句しかありません。観世音とは観音さんのことで、観自在菩薩ともいいます。既成概念にとらわれず、自由自在にものを考え、ものの本質を正しく見つめるなごやかな目をもつようになると、人もまた観音になったといえるのです。観自在菩薩とは、仏教の八正道がよく身につき、こころがからだを裏切らず、自分の主人が自分であることを自覚している、自我の解放ができている、つまり解脱している人間の理想像といえるでしょう。

　古代インドは人間を支配する神などの存在はなく、本来、自由な独立したものが人間であり、自分自身の成長を自分自身の存在のよりどころだと考えていたのです。人間の苦しみを除くために社会を変革するのではなく、自己変革を唯一の立場と考えていたのです。そこに至る技法としての苦行やヨーガがあったのです。釈迦が多くの悲惨を目のあたりにしてマルクスにならなかった理由はそこにあります。このお経を読誦することで、観自在な人間になることをめざしましょう。

○足裏経

これは、「せんぷくりんさんぞうをこえししょうをはなる、そくりげんちょうじをひらく」と読みます。

本来、足は浄らかなもので、人間の健康を大きく支配してい

足裏玄とは人間の基本が身にそなわっていることを意味します。以下訳してみます。

「言行一致、如来の歩みのように生き生きと毎日を送るならば、罪業を重ねるおそれもなく、輪廻転生して畜生に生まれかわることもない。つまらぬことどもに心を患わされず、天地の恵みが暖かくふりそそぎ、清浄な日々を生きることができる」

るところです。顔よりも大切にして、歩き疲れたら冷水にひたして洗うと、目を洗ったよりも元気が回復します。確かな足どりこそ人間生活の基本で、

最後に

「願わくば、この功徳をもってあまねく一切に及ぼし、
我等（われら）と衆生（しゅじょう）とみな倶（とも）に仏道を成（じょう）ぜんことを」

と読誦し、心の中でアーウムを誦えながら礼拝しておわります。

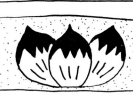

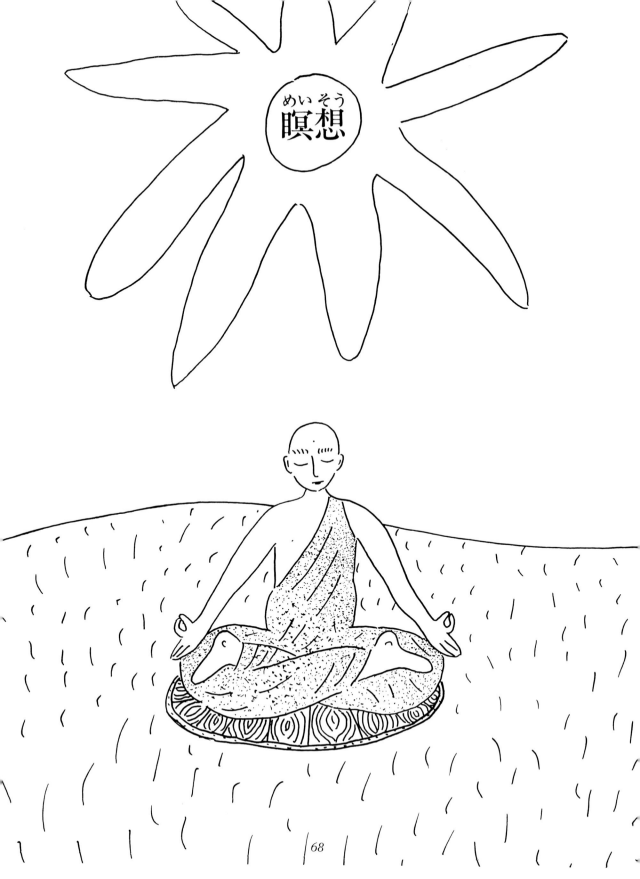

瞑想
めいそう

瞑想とは目を閉じて、あるいは半眼になって静かに
考えること、あるいは何も考えないで、宇宙のバイオ
リズムと一体化することです。誰にでもたやすくでき
ますが、注意しなければならないことは、体調が悪か
ったり、おち込んでいたり、人を怨んだり、憎んだり
している負の状態のときはやらないこと。こんなとき
瞑想を行なうと、かえって悪い影響を与えます。楽し
かったこと、うれしかったことを想念して行なってく
ださい。

　そのときの姿勢は、頭のてっぺんが天から吊り下げ
られているような気分で、背骨をまっすぐのばし、肩
の力を抜きます。坐り方は正坐、結跏趺坐、半跏坐、
（P60、61参照）なんでもよいのですが、心が落ちつけ
る姿勢をとります。

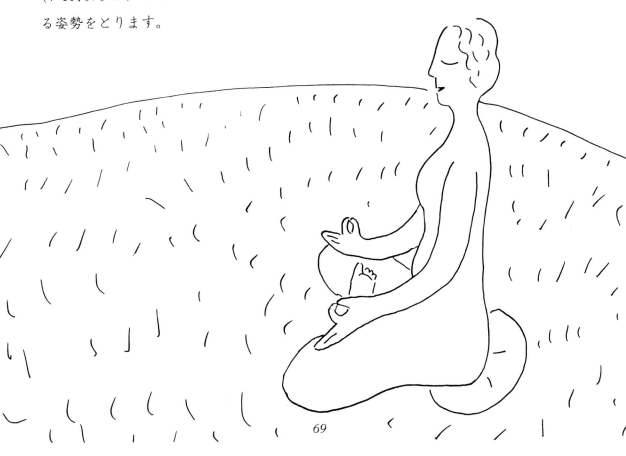

呼吸法

　瞑想を始める前に、まず深呼吸をして気もちを楽にします。吸うときは鼻から軽い感じで行ない、吐くときは口からゆっくりと時間をかけて吐き出します。鼻は呼吸管の入口で、体内に酸素を送り込んで血液を清浄にする大切な役目をもっていて、機能と美醜とは関係がありません。鼻の穴は二つありますが、これは片方がつまると片方で代用するためではありません。鼻はどんなエアコンよりも素晴らしい調整機能をもっていて、体温を調節し、気を整えているのです。

　ヨーガの呼吸法は、ヨーガ生理学に基いたものですから、これを知らずにいくら深呼吸しても効果はありません。呼吸をリラックスできるようになると、全身の脈動を感じられるようになりますし、やがては自分の意志で体内にエネルギーを循環できるようになります。人は10日位食物を摂らなくとも生きていられますが、3分間、空気を止めただけで死にます。深呼吸は誰にでもできる無料の病気予防法です。

腹式呼吸法

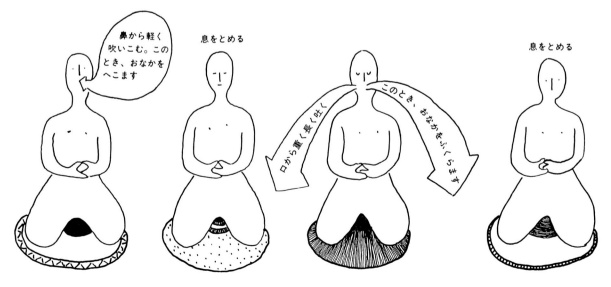

息をとめる

息をとめる

鼻から軽く吹いこむ。このとき、おなかをへこます

口から重く長く吐く

このとき、おなかをふくらます

生命力を高める呼吸法

鼻の左穴は「イダ」と称し、月の流れ、つまり、陰を意味してからだを冷やします。暑い日は自然と左側で呼吸しています。

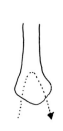

反対に右は「ピンガラ」といい、日の流れ、陽をあらわし、体を温めて気を充実させます。ヨーガ呼吸法は、これを意識的に行なって生命力を高め、からだのバランスをとります。

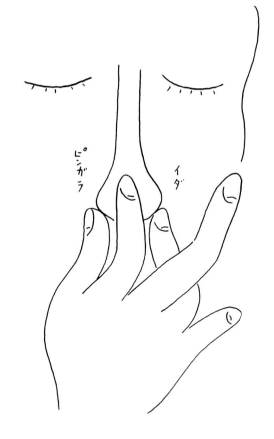

図のように、右手の人差し指で鼻のてっぺんをおさえ、親指でピンガラをおさえ、薬指でイダをおさえます。そして、イダからちょっと指をはなして空気を吸って、ピンガラから吐きます。次にピンガラを吸って、イダから出します。これをくり返しますが、最後はイダから吸ってピンガラから吐きます。

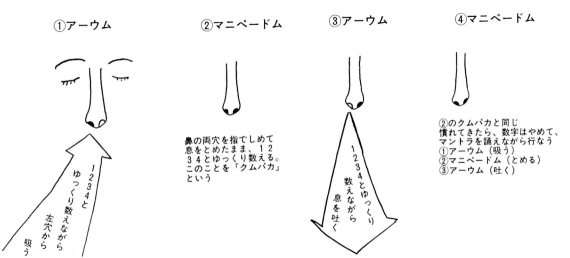

①アーウム

1234とゆっくり数えながら左穴から吸う

②マニペードム

鼻の両穴を指でしめて息をとめたまま、1234とゆっくり数える。このことを「クムバカ」という

③アーウム

1234とゆっくり数えながら息を吐く

④マニペードム

②のクムバカと同じ
慣れてきたら、数字はやめて、マントラを誦えながら行なう
①アーウム（吸う）
②マニペードム（とめる）
③アーウム（吐く）

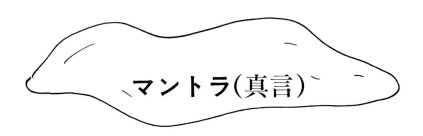

マントラ(真言)

　マントラ（MANTRA）は、梵語（古代インド語）で真実の語、仏の言語という意味で、漢字では真言と書きます。リズミカルにこれらの言葉をくり返して誦えていると、無我の境地にさそわれます。呼吸法がすんだら、マントラを誦え雑念を超越してみましょう。ここからすでに瞑想の世界に入ります。

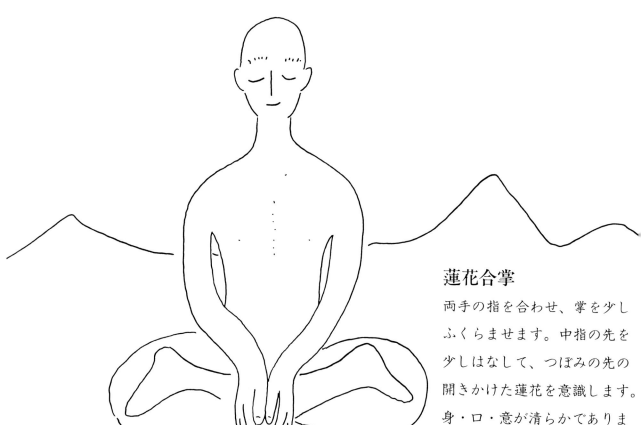

蓮花合掌

両手の指を合わせ、掌を少しふくらませます。中指の先を少しはなして、つぼみの先の開きかけた蓮花を意識します。身・口・意が清らかでありますようにと念じ、ウンウンウンと10回誦える。まず、護身法から始めるわけです。

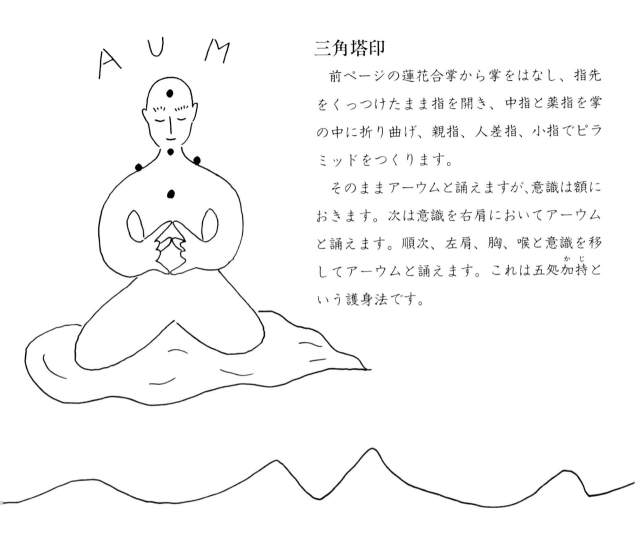

三角塔印

　前ページの蓮花合掌から掌をはなし、指先をくっつけたまま指を開き、中指と薬指を掌の中に折り曲げ、親指、人差指、小指でピラミッドをつくります。

　そのままアーウムと誦えますが、意識は額におきます。次は意識を右肩においてアーウムと誦えます。順次、左肩、胸、喉と意識を移してアーウムと誦えます。これは五処加持という護身法です。

　アーウムとは、サンスクリット語で「すべて」を意味します。瞑想のマントラ（真言）として代表的なものです。吐く息のひと息分の長さにのばして発します。食事の前に、感謝の祈りとして用いるようにしましょう。

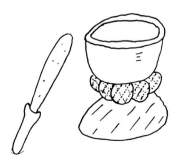

次に図のように両掌を定印に結び、目を閉じて〈数息観〉に入ります。ゆっくり息を吐きながら、声を出して１から10まで数えます。10まで数えたら反対に１まで数えます。これを５回くり返してから、前ページの蓮花合掌にもどり、ウンウンウン‥‥と10回いいます。

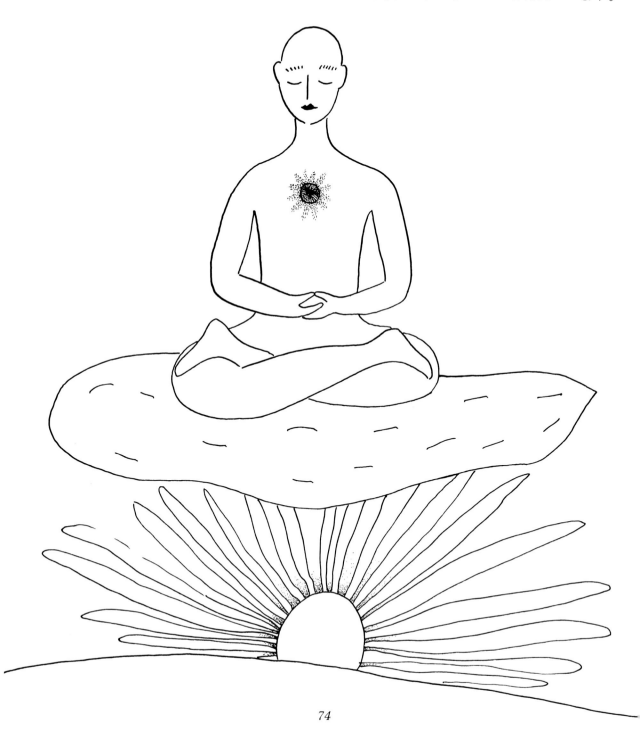

このページのマントラを誦える
ときには、図のように親指と
人差し指で鎖のように輪を
つくり、組んだ
足の上に軽
くおきます。

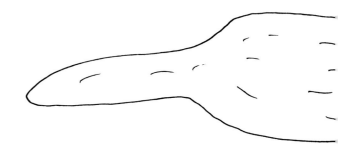

オザオザラチマオザーイ

くり返しているうちに精気が出てくるマン
トラ。元気のないときには強く発音します。

シャンティ　シャンティ　シャンティ

シャンで息を吸い、ティで吐きます。

アーウム　アモギャ　ヴェイロキャナウ

マハム　ドラ　マニ　ペードム

シェヴェラー　プラヴァル　スターヤ

ウーン

このマントラは脳に刺激を与えるた
めのものです。意識が鼻と目の間か
ら抜けていく感じで誦えます。

アーウム　マニペードム　アーウム

アーウム　タットサント　アーウム

アーウムはオームとも聞こえるが、
口をイの形にしてアを発音します。
アーウム　タットサント　アーウム
はやさしく誦えるようにいいます。

エ〜ン　オ〜ン　ボー

このときは下図のように右手の親指と
人差し指で目の位置の鼻をはさみながら
誦えます。

これらのマントラは3回、7
回、21回、36回、54回、72回、
108のいずれかをくり返します。

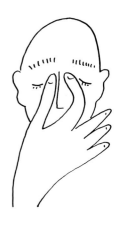

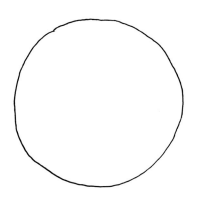

　さて、瞑想はどこでもできますが、できれば朝、それも日光のもとで行なうのが最適です。坐り方は前にも述べたように、正坐、結跏趺坐、半跏坐いずれでも坐りやすい方法で行ないます。目は半眼にしますが、慣れないと集中できませんから、最初はまぶたを閉じてもかまいません。慣れてきたら、ゆったりした気分でろうそくの火、中心点のある円状のものを見つめます。宇宙のエネルギーやバイブレーションを体感し、身心ともにリラックスできるでしょう。

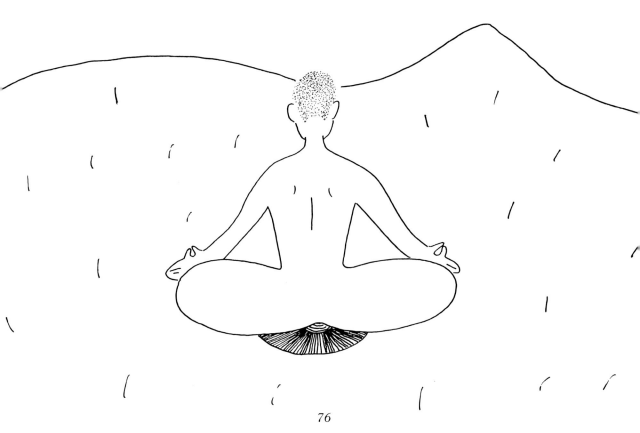

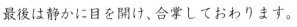

　宇宙のバイブレーションを体感するとは、
この今の時間、からだの中のひとつひとつの
細胞の働きから、広大な宇宙の果てまでのあ
らゆる現象と一体化することです。この瞬間、
至福の境地にあなたは入っているでしょう。
最後は静かに目を開け、合掌しておわります。

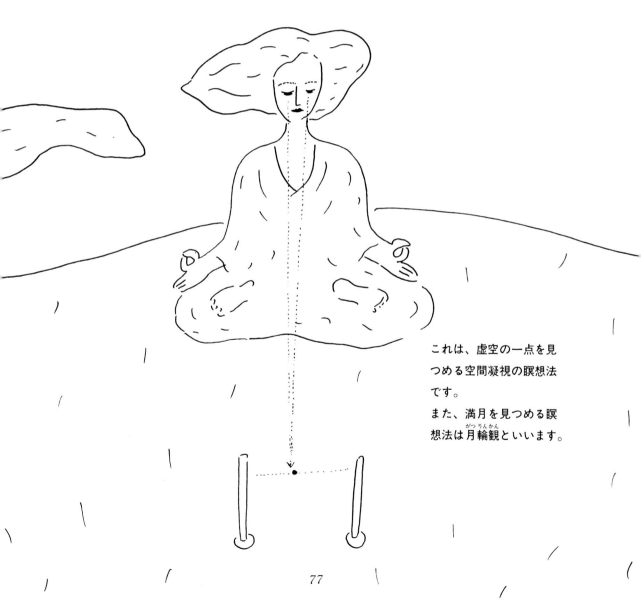

これは、虚空の一点を見
つめる空間凝視の瞑想法
です。
また、満月を見つめる瞑
想法は月輪観（がつりんかん）といいます。

薬草

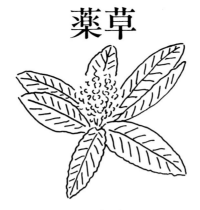

大薬王樹といわれた枇杷

　江戸時代に中国から「本草綱目」が伝わってきてから、国産の生薬にも力がそそがれるようになりましたが、それよりも1000年も前、仏教は衆生の煩悩と執着を解放する教えとともに身病を治す法を含めて伝来されていたのです。「身病を治するには三つの法に資るなり。一つは医人、二つに方経、三つは妙薬なり。如来衆生の心病を治したまうことも赤またかくの如し、仏を医王の如く教を方経の如く、理は妙薬の如く」とこころとからだの関連が説かれてもいます。

　薬草を乾燥させて保存、調剤、運搬に便利にしたものを生薬といいます。化学的な薬品がつくられる前までは、薬といえば、そのことをいったのです（他に玉石や虫獣からつくられた薬もありましたが、植物にくらべると数はずっと少なかったようです）。これらの生薬には副作用がほとんどなく自然治癒力を高めるのに効果があるのですが、科学万能の現代では隅のほうへおいやられています。

　お釈迦さまは経文の中で枇杷の樹を「大薬王樹」と称して、その葉を薬の王様であると説いています。かつて、どこのお寺にも、この枇杷の二、三本は植えてあったものです。寺の住職は周辺に病人が出ると、その葉を煎じて呑ませたりしたのです。もともと医術は宗教の済世事業の一環でもあったわけです。枇杷の葉を分析したところ、ビタミン⑰（アグダミリン）が、多量に含まれていることが判明しました。このビタミン⑰が、あらゆる病気の治療に有効なことは多数の事例で証明されています。僧侶がたんに気休めやおまじないで呑ませたのではなく、そこには深い英知がかくされていたのです。

きわめて大切なことを「肝腎かなめ」といいますが、この肝腎は文字通り肝臓と腎臓のことです。この二つの臓器は浄化機関で毒素を流し出し、血液を清浄にする重要な働きをしています。病気にかかるのはこの働きがおとろえているという注意信号なのです。喘息（ぜんそく）、腰痛、ギックリ腰、胃痛、食欲不振、内臓の疲労、さらには癌などもそのためにおこるといっても過言ではありません。枇杷の葉に含まれているビタミン⑰はアグダミリンという成分と同じですが、これが肝臓、腎臓の働きを助ける偉大な力をもっています。また、枇杷の実も種も癌の予防には最適です。旬のときたくさん食べましょう。種はハチミツの中に入れておき、エキスが出てきたらなめてください。枇杷葉療法は民間療法としていくつものやり方がありますが、ここでは誰にでもたやすくできる方法をまとめておきます。

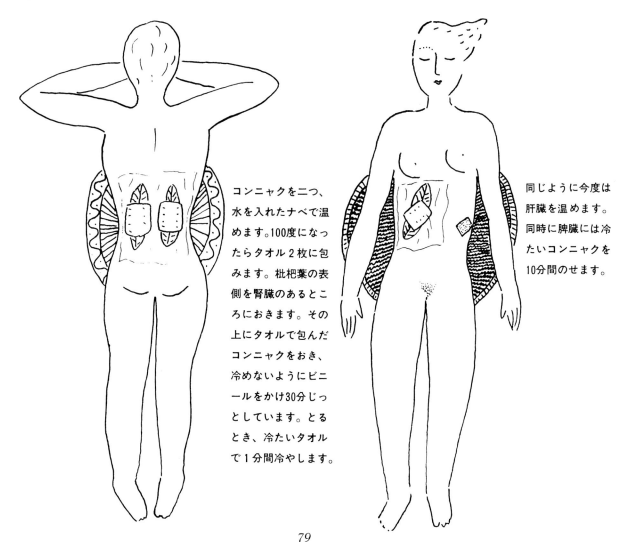

コンニャクを二つ、水を入れたナベで温めます。100度になったらタオル2枚に包みます。枇杷葉の表側を腎臓のあるところにおきます。その上にタオルで包んだコンニャクをおき、冷めないようにビニールをかけ30分じっとしています。とるとき、冷たいタオルで1分間冷やします。

同じように今度は肝臓を温めます。同時に脾臓には冷たいコンニャクを10分間のせます。

宇宙のエネルギー

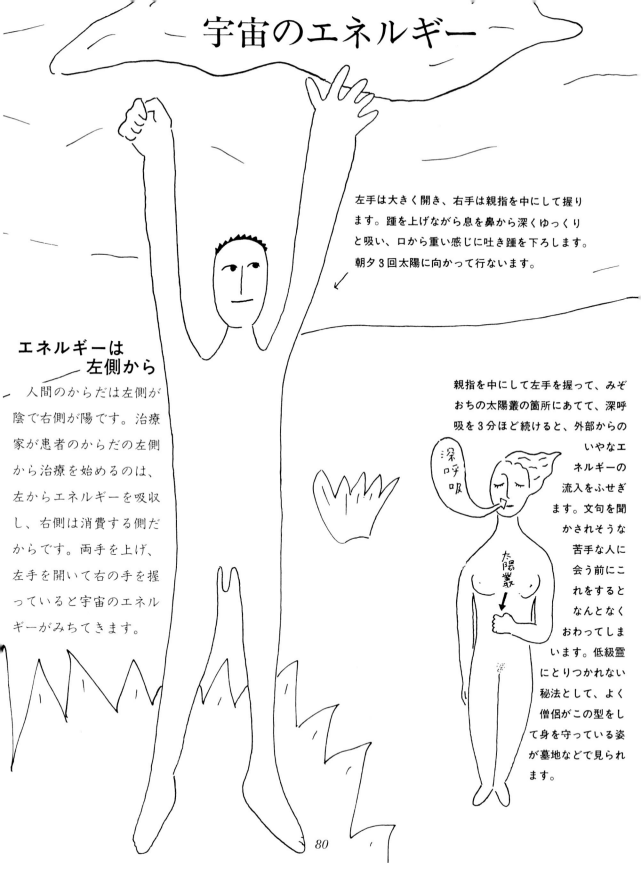

左手は大きく開き、右手は親指を中にして握ります。踵を上げながら息を鼻から深くゆっくりと吸い、口から重い感じに吐き踵を下ろします。朝夕3回太陽に向かって行ないます。

エネルギーは左側から

人間のからだは左側が陰で右側が陽です。治療家が患者のからだの左側から治療を始めるのは、左からエネルギーを吸収し、右側は消費する側だからです。両手を上げ、左手を開いて右の手を握っていると宇宙のエネルギーがみちてきます。

親指を中にして左手を握って、みぞおちの太陽叢の箇所にあてて、深呼吸を3分ほど続けると、外部からのいやなエネルギーの流入をふせぎます。文句を聞かされそうな苦手な人に会う前にこれをするとなんとなくおわってしまいます。低級霊にとりつかれない秘法として、よく僧侶がこの型をして身を守っている姿が墓地などで見られます。

深呼吸

太陽叢

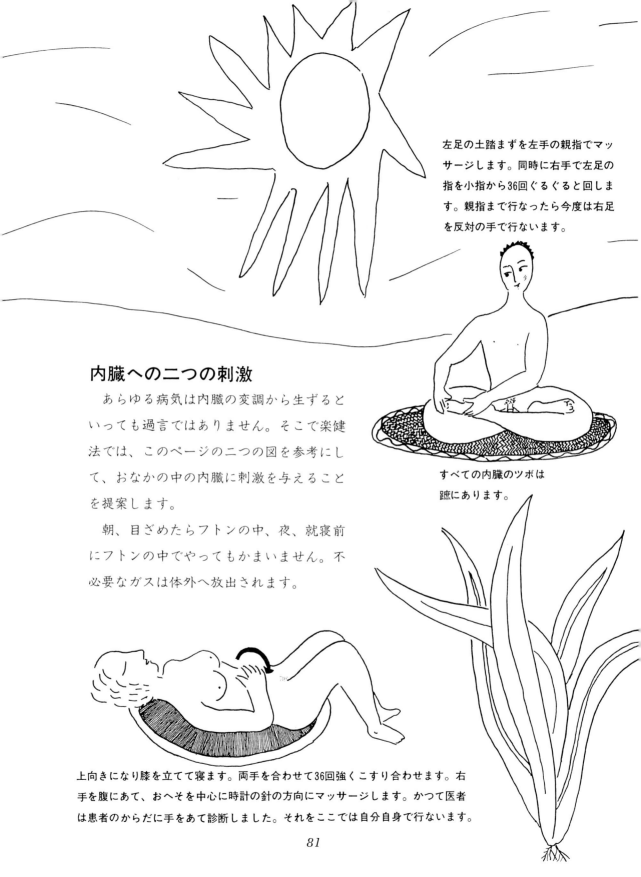

左足の土踏まずを左手の親指でマッサージします。同時に右手で左足の指を小指から36回ぐるぐると回します。親指まで行なったら今度は右足を反対の手で行ないます。

内臓への二つの刺激

あらゆる病気は内臓の変調から生ずるといっても過言ではありません。そこで楽健法では、このページの二つの図を参考にして、おなかの中の内臓に刺激を与えることを提案します。

朝、目ざめたらフトンの中、夜、就寝前にフトンの中でやってもかまいません。不必要なガスは体外へ放出されます。

すべての内臓のツボは踵にあります。

上向きになり膝を立てて寝ます。両手を合わせて36回強くこすり合わせます。右手を腹にあて、おへそを中心に時計の針の方向にマッサージします。かつて医者は患者のからだに手をあて診断しました。それをここでは自分自身で行ないます。

81

蹠のはなし

あしのうら

　足は地面に接するところなので、手にくらべて不浄視する人は意外に多いものです。しかし、手にくらべたら、よほど上等で美しいものです。手は金銭に触れたり、不浄なものにさわったりしますが、足は手のように自らの欲望の手先きにはなりません。

　前ページで少しふれたように、蹠は人間のからだの基幹で、からだにそなわっているものすべてが蹠にそなわっています。

　ここに図で示しましたが、変調をきたしていると思われる箇所を朝夕自らの手でよくもみ、指圧し叩くなどしてください。悪いところが自然と治ってくるから不思議です。

　またふだん健康だと思っている人も、暇を見つけては、前ページに示した要領でマッサージなどをしてみてください。病気になりにくいはずです。健康をそ

こなうということは、人間の欲望が破綻することです。食い気、色気、物欲や他人に対するさまざまな思いや怨み、ねたみなども、みんな人間の欲望が基となって出てくるものなのです。

　健康とはこの欲望と制御とのバランスが生活の中でとれている状態です。バランスのとれた状態を中道といって、向上を願う生活の基本としています。よく噛んで食べると小食でも満足感が得られますが、

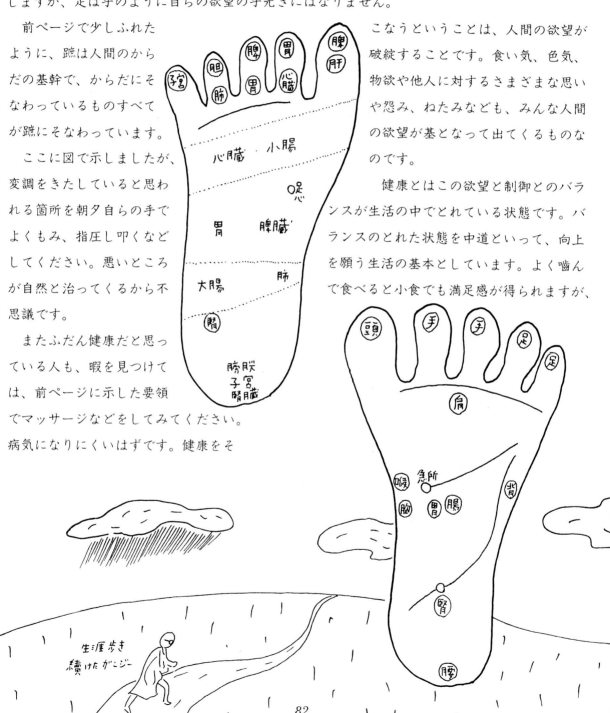

生涯歩き続けたガンジー

82

人は早く多く食べたいという欲望が強いもので、ほとんどの人はよく嚙みもせず、必要以上を胃や腸につめこみます。すると臓器の働きは過剰になり、からだは不調をきたします。

　心静かにして蹠をもむと、それぞれの臓器が正常な働きにもどり、不必要な欲望も消滅してゆきます。

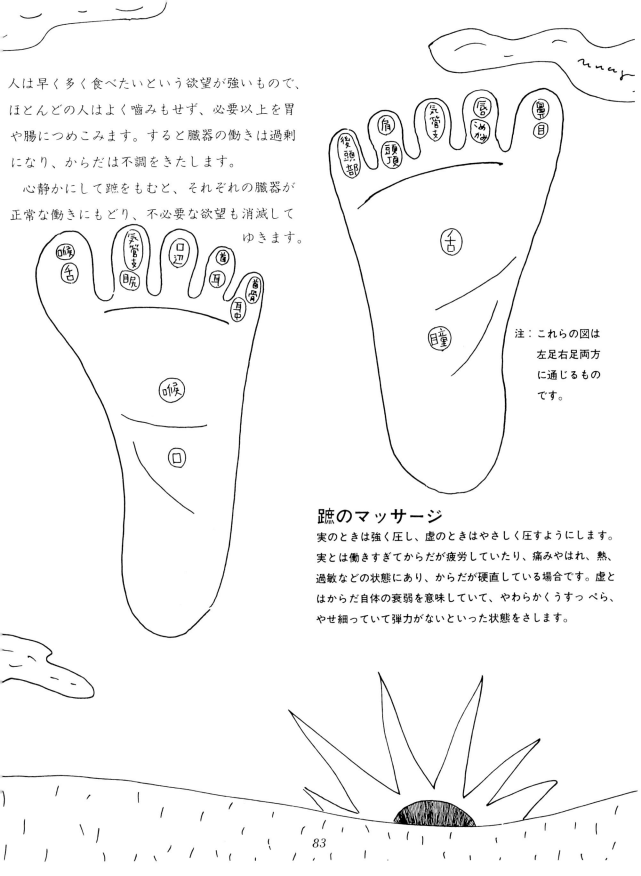

注：これらの図は
　　左足右足両方
　　に通じるもの
　　です。

蹠のマッサージ

実のときは強く圧し、虚のときはやさしく圧すようにします。実とは働きすぎてからだが疲労していたり、痛みやはれ、熱、過敏などの状態にあり、からだが硬直している場合です。虚とはからだ自体の衰弱を意味していて、やわらかくうすっぺら、やせ細っていて弾力がないといった状態をさします。

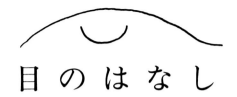

目 の は な し

　目は心の窓といいます。喜怒哀楽がまっ先にあらわれるのは目です。目の光の強い人は、必ず何かをものにする人です。形などより光の強さを重視します。強さは、鋭いのではなく、和やかでいい光です。こころを養うといい光を宿します。そのためには自分のことや家族のことだけを考えるのではなく、自分が世のために生きられるように願いをもつことです。自分のことだけを考えている人の目には、ものが映るだけで、ものが見えてきません。反対に、澄んだ目になると真善美が映ります。

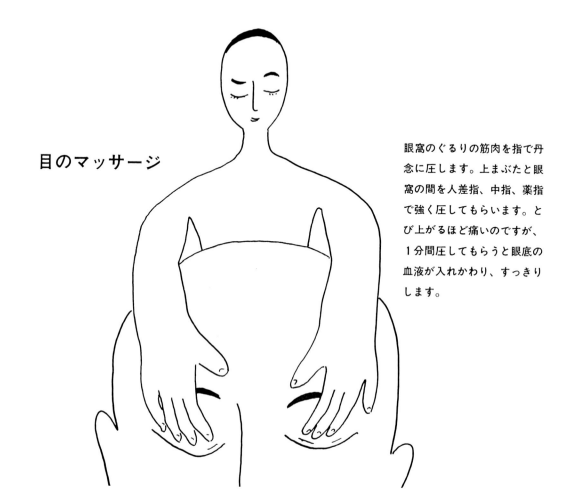

目のマッサージ

眼窩のぐるりの筋肉を指で丹念に圧します。上まぶたと眼窩の間を人差指、中指、薬指で強く圧してもらいます。とび上がるほど痛いのですが、１分間圧してもらうと眼底の血液が入れかわり、すっきりします。

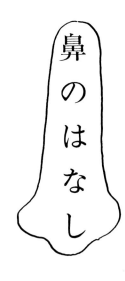

鼻のはなし

　ロスタンのシラノ・ド・ヴェルジュテックは、他人より巨大な鼻を
もっていたため、コンプレックスを抱いて、好きなロクサアヌに恋を
打ち明けられませんでした。

　芥川龍之介の「鼻」の禅智内供も、池の尾で知らぬ者のないほどの
巨鼻でした。苦心惨憺して小さくしようと試みますが、結局は元の木
阿弥にもどってホッとする話です。

　知恵も学問もあっても、人並みでないと人知れず苦しみがつきまと
うものです。人はおのずから美意識が働いて、自分の姿形を他の人と
くらべてみて過不足があればこれを憂えるものです。

　しかし、元から与えられたものが一番すわりよく納まっていることを悟らねばなり
ません。自分の美醜などに長い人生をわずらっていては、せっかくの毎日が自分のも
のではなくなってしまいます。浩然と気をかまえて額に太陽を感じながら生きるとい
い顔になってきます。

　だいたい鼻は呼吸器管の入口で、体内に酸素を送り込んで血液を清浄にする大切な
役目をもっていて、その機能と美醜とは関係がありません。瞑想の項で呼吸法を詳し
く述べましたので実践してください。呼吸法をマスターしますと、それだけでからだ
の新陳代謝がさかんに　　　　　　　　　　　　　　車に乗っているときな
なります。そして呼吸　　　　　　　　　　　　　ど、どこでもやること
法は歩きながらや、電　　　　　　　　　　　　　ができます。

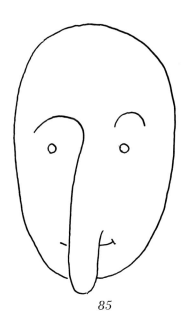

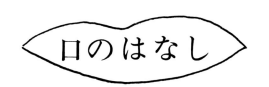

口のはなし

　口は生命の基である食物を入れる管の入口であるから、口というのでしょう。離乳期をすぎると歯がはえてものを嚙むようになりますが、近ごろの人は嚙むのを嫌ってやわらかいものを好みます。パンなどにミルクをひたして食べたり、ごはんも嚙まず食道の管へ送り込むコンベアのギアのように顎を動かしているだけです。現代人は嚙むことを忘れているといっていいでしょう。

　口には大切な役目がいくつもありますが、嚙むことが一番大切な役割です。嚙んで食物に唾液を交ぜて消化しやすいものに加工することは勿論ですが、かたいものを根気よく嚙む習慣をつけると脳の発達を助けることになります。子どもが可愛いと思ったら、木の実などをよく嚙んで食べさせてください。

　また歯と歯ぐきは多くの有効な微生物を培養しており、消化を助ける働きをします。これを香料や薬品や漂白剤の入った歯みがきを使用して台なしにしてはいけません。歯みがきは、茄子のヘタを黒焼きにした粉か塩を用いるか、あるいは何もつけずによくみがくことです。

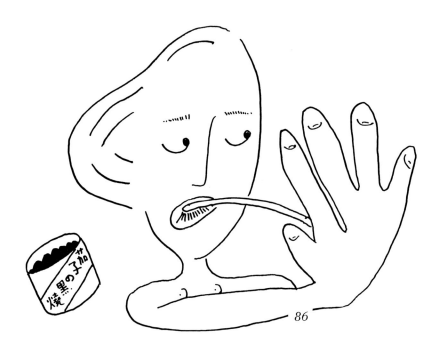

　福耳という言葉があります。耳たぶが大きくて、しか
も米つぶがのせられるようになっているのがよいといわ
れています。よく咀嚼すると耳の形が変化して耳たぶが
大きくなってきます。しかし耳の形がよいからといって
も、耳が人生を左右しているわけではありません。人生
は努力によってのみ、むくわれるものです。

　貧血気味の人は青白く、反対に血圧の高い人は赤みをおびています。白くてや
やピンク色がかった耳をもっている人は健康であるといえます。耳のまわりの筋
肉が老化すると耳鳴りがします。更年期ごろの女性はよく耳鳴りをうったえます。
耳のぐるりを指で圧してみて、痛みを感じるところをよく刺激します。耳やその
周囲には多くのツボが集まっていますので、10分くらいやってみると耳鳴りが消
えることがあります。

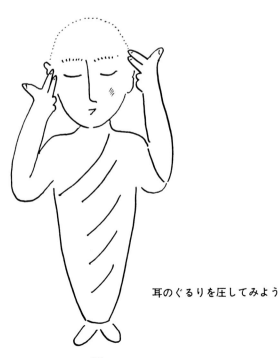

耳のぐるりを圧してみよう

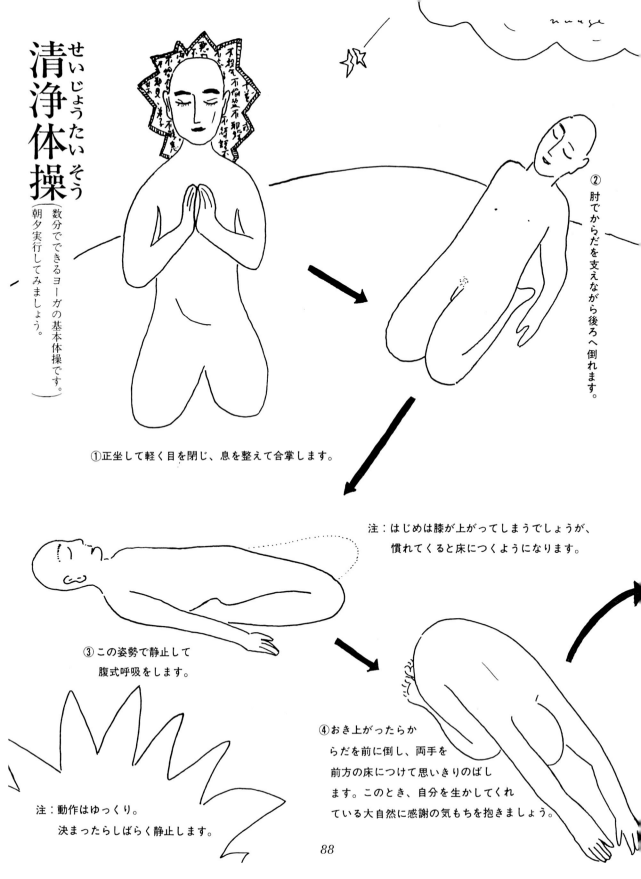

清浄体操
せいじょうたいそう

（数分でできるヨーガの基本体操です。朝夕実行してみましょう。）

①正坐して軽く目を閉じ、息を整えて合掌します。

②肘でからだを支えながら後ろへ倒れます。

注：はじめは膝が上がってしまうでしょうが、慣れてくると床につくようになります。

③この姿勢で静止して腹式呼吸をします。

④おき上がったらからだを前に倒し、両手を前方の床につけて思いきりのばします。このとき、自分を生かしてくれている大自然に感謝の気もちを抱きましょう。

注：動作はゆっくり。決まったらしばらく静止します。

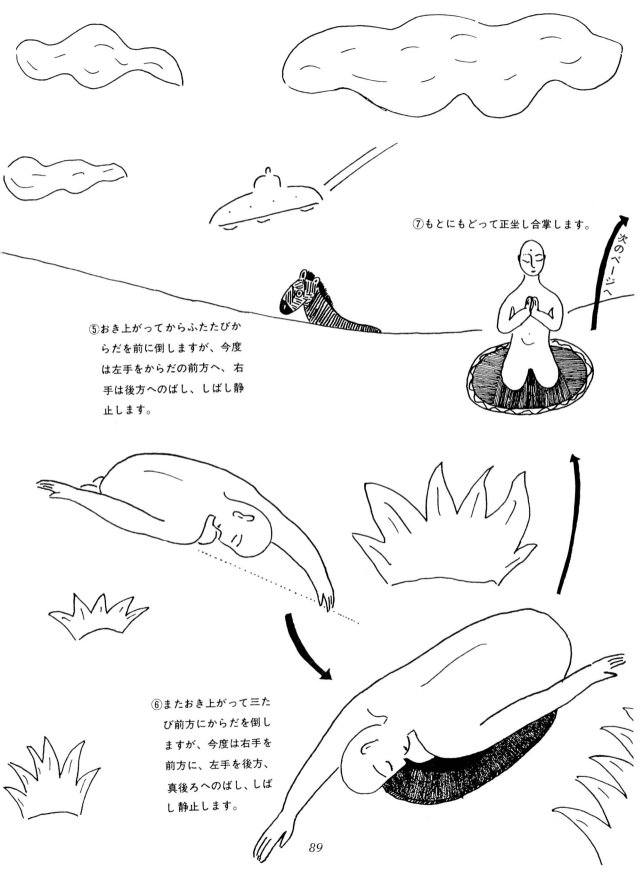

⑦もとにもどって正坐し合掌します。

次のページへ

⑤おき上がってからふたたびか
らだを前に倒しますが、今度
は左手をからだの前方へ、右
手は後方へのばし、しばし静
止します。

⑥またおき上がって三た
び前方にからだを倒し
ますが、今度は右手を
前に、左手を後方、
真後ろへのばし、しば
し静止します。

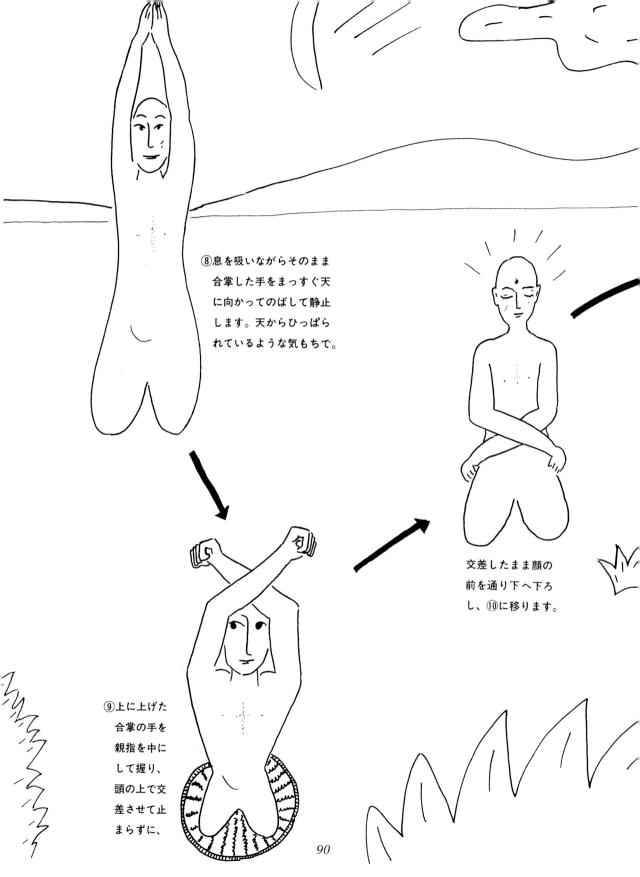

⑧息を吸いながらそのまま
　合掌した手をまっすぐ天
　に向かってのばして静止
　します。天からひっぱら
　れているような気もちで。

交差したまま顔の
前を通り下へ下ろ
し、⑩に移ります。

⑨上に上げた
　合掌の手を
　親指を中に
　して握り、
　頭の上で交
　差させて止
　まらずに、

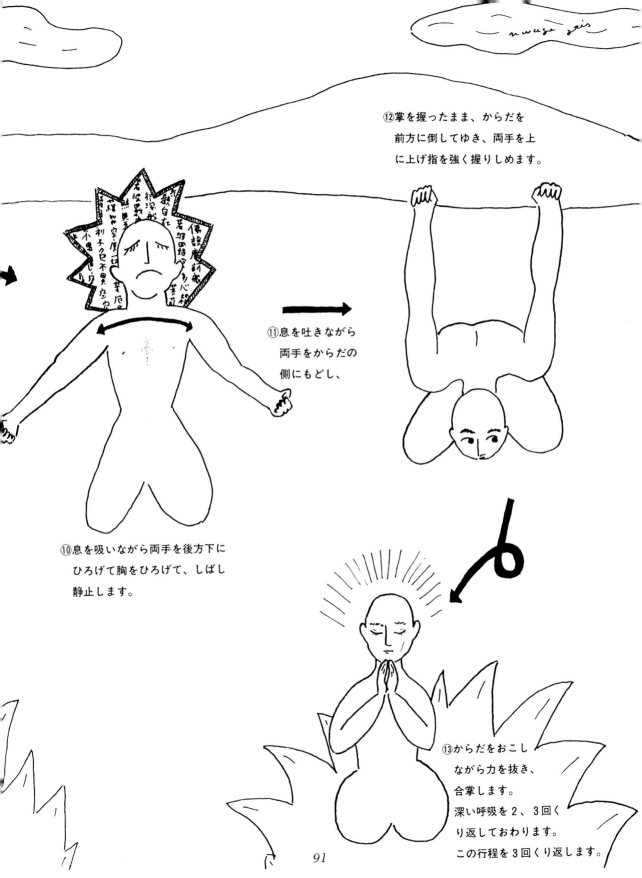

⑫掌を握ったまま、からだを
前方に倒してゆき、両手を上
に上げ指を強く握りしめます。

⑪息を吐きながら
両手をからだの
側にもどし、

⑩息を吸いながら両手を後方下に
ひろげて胸をひろげて、しばし
静止します。

⑬からだをおこし
ながら力を抜き、
合掌します。
深い呼吸を2、3く
り返しておわります。
この行程を3回くり返します。

91

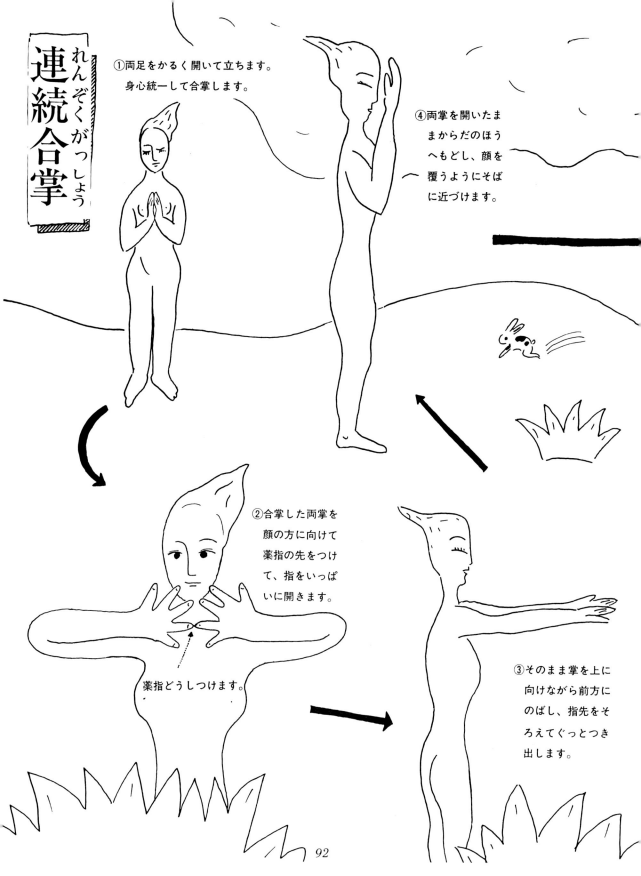

連続合掌

①両足をかるく開いて立ちます。
身心統一して合掌します。

④両掌を開いたま
まからだのほう
へもどし、顔を
覆うようにそば
に近づけます。

②合掌した両掌を
顔の方に向けて
薬指の先をつけ
て、指をいっぱ
いに開きます。

薬指どうしつけます。

③そのまま掌を上に
向けながら前方に
のばし、指先をそ
ろえてぐっとつき
出します。

92

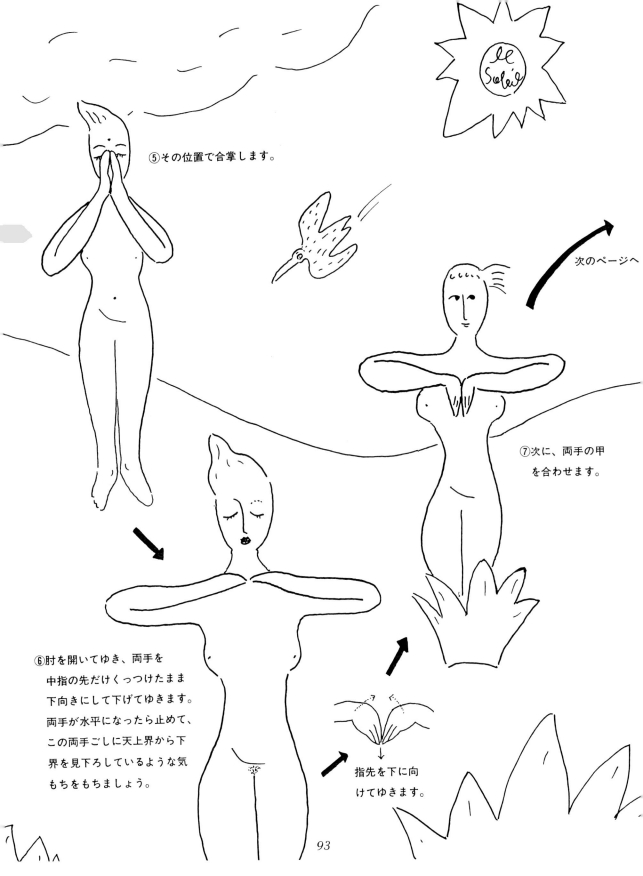

⑤その位置で合掌します。

ll Soleil

次のページへ

⑦次に、両手の甲
を合わせます。

⑥肘を開いてゆき、両手を
中指の先だけくっつけたまま
下向きにして下げてゆきます。
両手が水平になったら止めて、
この両手ごしに天上界から下
界を見下ろしているような気
もちをもちましょう。

指先を下に向
けてゆきます。

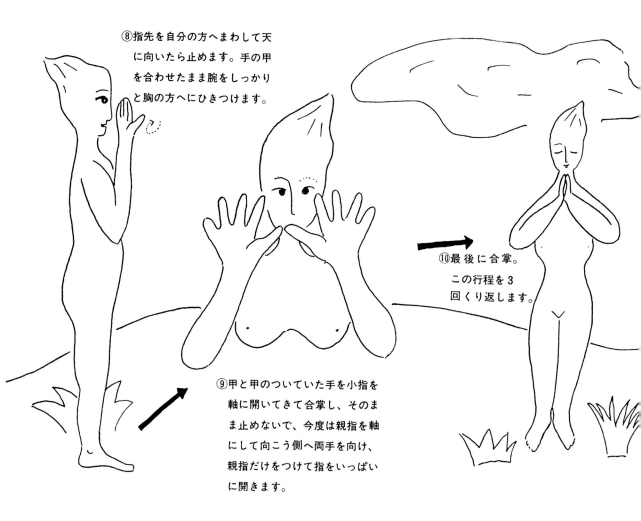

⑧指先を自分の方へまわして天
に向いたら止めます。手の甲
を合わせたまま腕をしっかり
と胸の方へにひきつけます。

⑩最後に合掌。
この行程を3
回くり返します。

⑨甲と甲のついていた手を小指を
軸に開いてきて合掌し、そのま
ま止めないで、今度は親指を軸
にして向こう側へ両手を向け、
親指だけをつけて指をいっぱい
に開きます。

── 勤行と清浄体操の心得 ──

　楽健寺では勤行のおわったあと、いつもこの清浄体操と連続合掌をやっています。夜は寝る前に楽健法を行なうのがだいたいの日課です。清浄体操は時間もかからず、やさしくひとりでもできるバランスのとれたヨーガで、身心を柔軟にして疲労がとれます。

　毎日の勤行や体操は、続けていると思いがけず効験を感じる日があって、そういうときは、身心ともにかつて経験したことのないかろやかさ、温かさ、よろこびがからだの奥からふつふつとたぎる思いがするものです。

　そうした経験をすると、その体験のよろこびが、継続してやっていく大きな支えとなります。信仰の強いちからは、祈りを継続している人でなければわからない、よろこびの体験から生まれるのです。唯物的な、科学的なものの見方だけしかできない人たちが宗教を理解できないのは無理のないことで、頭脳は決して体験の世界について歩くことはできません。
この本に書いてあることは私たちの日常の営みとして当然こなしてゆくべきものなのです。

観 自 在

　人間は、思い込んだらやり抜くことは大切ですが、立場に固執してそれしかできないというのはよくありません。たまには暴飲暴食したり、子どもにジャンクフードを食べさせるくらいの神経も心要です。仏教での悟りとは、観自在になること、すなわちいろいろな角度から物事が見えるようになることですが、健康管理もまた、そのようにあるべきです。

　食品添加物や農薬の多い有害食品をさけて生活するというのは当然の知識ですが、動物性たんぱく質を敵視したり、玄米を食べることのみが唯一の豊かな生活であるように思い込んではだめで、人間の営みは何を食べるかという部分だけを求めるものではないはずです。

　ここにあげた食生活の改善や瞑想や体操は、人間として何をやり、どう生きるかという問題意識をもち、さまざまの試みをするキッカケにほかならないのです。楽健法も、疲労が蓄積していたり、病気になって活動できないのを健全に治すための一手段であって、人としてこの世に送られてきた意味をよく自覚して、能動的に生きるためのものです。健康法そのものが人生の目的であるように錯覚してはなりません。

　どんなに素晴らしい食生活にめぐりあって病気が治っても、人間は詩や絵画や音楽の深い楽しみを知り、そこで詩神と出会うのでなければ、真の人間を知り、この世に生を受けたほんとうのよろこびを知ることはできません。

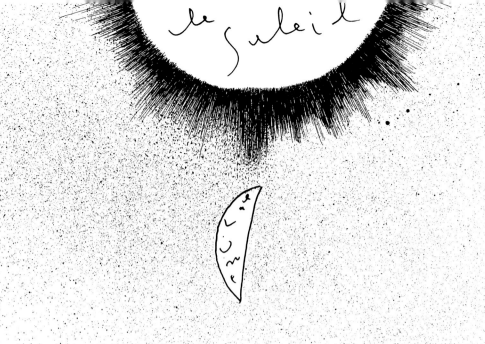

あ と が き

　一生の間にわたしたちは、どのくらい言葉を吐くのでしょう。どれだけ手を動かし、足を運ぶのでしょう。まばたきは何回して、どれほどの人の声を聞くのでしょう。

　死ぬまで一度も見ることも触れることもない胃の腑や肺は、自分たちのためにどれほど働いてくれるのでしょう。おのれの力だけで人生の荒波を泳いできたと自負する人でも、始終意識して呼吸していないし、腸の働きを知覚してはいないでしょう。

　子は両親をえらべないし、生まれてくる時代も国も選択はできません。地球創世以来、何百何千億の人がこの世にあらわれ、没しましたが、一人が知り合える人は、ほんのほんのわずかです。人は、そのほんのわずかの中から結婚相手をみつけて子を生みます。

　こうしてみると個人の意志や力はたよりないほど微少です。いや、そういうよりむしろわたしたちは、太陽の光に、大地に、水に、空気に、宇宙の運行に、神に、仏に生命のみなもとを分けてもらい、生かされているといったほうが正しいと思います。
感謝。

●絵──ささめやゆき
●AD ──三日月童子

復刻版・ふたりヨーガ 楽健法

2021年12月10日　第1刷発行
2023年10月1日　第2刷発行
著　者　山内幸子
発行者　岩本恵三
発行所　せせらぎ出版
　　　　〒530-0043　大阪市北区天満1-6-8 六甲天満ビル10階
　　　　TEL. 06-6357-6916　FAX. 06-6357-9279
印刷・製本所　株式会社関西共同印刷所

©2021　ISBN978-4-88416-281-8

せせらぎ出版ホームページ　https://www.seseragi-s.com
　　　　　　　メール　info@seseragi-s.com

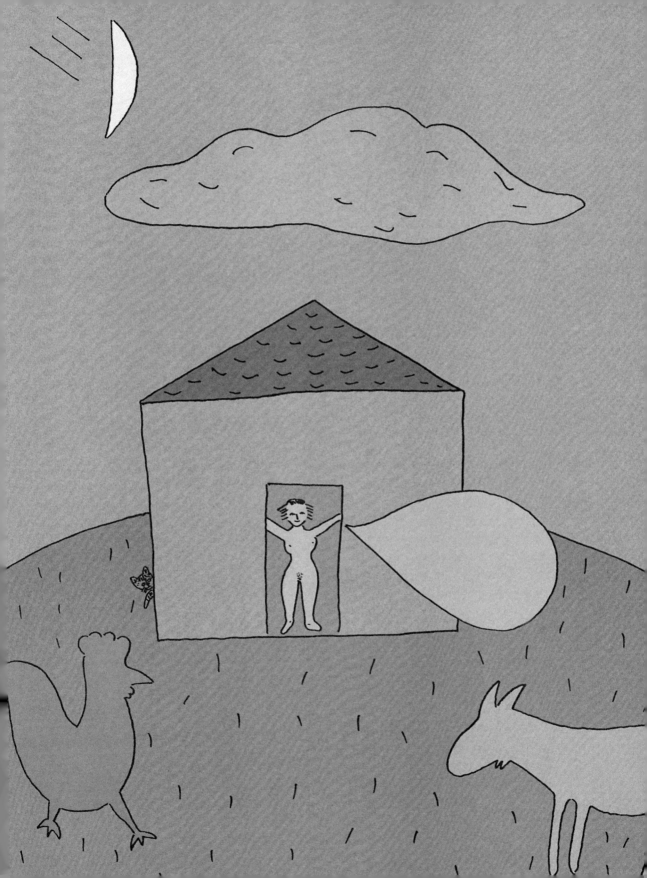